AF270736

Respira

Calma tu mente.
Concéntrate.
Actúa.

Michael Townsend Williams

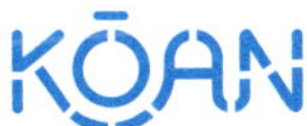

Para Jonathan

Inhala...

Libros en esta colección

Pausa
Robert Poynton

Storytelling
Bobette Buster

Diseña
Alan Moore

Respira
Michael Townsend
Williams

Contenido

Introducción

Las lágrimas me corrían por las mejillas mientras bailaba *Every Breath You Take*, de Sting, en el Marley, un bar de Kuala Lumpur. Jonathan, mi hermano mayor, de treinta y un años de edad, había muerto al caer accidentalmente del balcón de su apartamento en una planta quince. Un día después, yo estaba allí para organizar sus cosas con mi primo Nigel. Pasamos la noche con los amigos y los colegas de trabajo de Jonathan, aturdidos, en una nube de confusión y tristeza. Lo último que podía imaginar es que ese trágico suceso cambiaría completamente mi trayectoria vital.

Hasta ese momento, yo trabajaba en el mundo de la publicidad. No era un publicista resultón. Más bien de los borrachos. Un tipo que se dedicaba a la producción y conseguía que se hicieran las cosas mientras intentaba gestionar una adicción al alcohol tras la que se (mal) escondía una vida fuera de control. Cuando sucede algo jodido, despertamos. La vida es corta. Me di cuenta de que odiaba la rutina en la que estaba inmerso y quería salir de ella. Pero ¿cómo?

No tenía idea de lo que quería hacer. La adicción te aleja de tus aficiones e intereses hasta que lo único que queda es la adicción y quizá, si tienes suerte, una pareja sufridora.

Mientras me recuperaba —tanto del alcohol como de la pérdida—, una pasión emergió a la superficie. El yoga. Siempre había sido mi forma de sobrellevar el estrés y la depresión, y se había convertido en un lugar donde refugiarme.

Durante unas vacaciones familiares en Monkton Wyld Court, un pueblo cerca de Lyme Regis, en Dorset, me tocó hacer de instructor de yoga por sorpresa. Entonces encendí una vela, un palito de incienso y un lugar en mi corazón. ¿Había encontrado mi vocación o mi vocación me había encontrado a mí?

Desde 2002 he seguido enseñando yoga en lugares como la National Portrait Gallery, la National Gallery y el Tate Britain, así como clases a nivel local. He dirigido talleres y retiros. Y a través de mi amor por el yoga me he vuelto consciente del poder de la respiración.

Al tomar consciencia de nuestra respiración, conectamos con la forma en que nos movemos, la forma en que pensamos y cómo nos sentimos. La forma en que respiramos refleja la forma en que vivimos. Los animales que respiran rápido mueren pronto. Los animales que respiran lentamente viven más tiempo. Y todos podríamos bajar un poco el ritmo, ¿no es cierto?

> **«Si tuviera que dar un solo consejo sobre cómo vivir de manera más sana, este sería, simplemente, aprender a respirar correctamente.»**
>
> Dr. Andrew Weil

Todo lo que existe tiene un ritmo. Desde la luz palpitante de lejanos planetas al latido de nuestros corazones, todo en la naturaleza está conectado.

Nuestra respiración es quizá el mejor conector de todos. Nos conecta a nuestro planeta. Cuando espiramos, las plantas inspiran. Nuestra respiración conecta nuestro cuerpo con nuestra mente: cuando bajamos el ritmo, pensamos mejor.

«La respiración crea la plataforma sobre la que se construye todo lo demás: la salud, la felicidad, la capacidad cognitiva y el alto rendimiento, el éxito y el poder.»

Dr. Alan Watkins

Respira se divide en tres partes. La primera, «Prepárate», está pensada para disponerte tanto física como mentalmente para sentar las bases de una vida mejor. Se subdivide en tres capítulos: Respira, Organízate y Coraje.

La segunda parte, Ejercita, pondrá tu cuerpo y mente en marcha de forma práctica para apoyarte en cada momento. En esta sección, dedico un capítulo a la Atención plena, a la Energía y la Concentración

Para acabar, la tercera parte, Actúa, con sus tres capítulos —Flujo, Hábitos y Bienestar—, te ayudará a sobrellevar mejor los altibajos de la vida y a generar un importante cambio.

Así que ¿estás preparado para respirar mejor?

PREPÁRATE

1
Respira

Cuando te levantes por la mañana, piensa qué valioso privilegio es estar vivo: respirar, pensar, divertirse, amar.

Marco Aurelio

El emperador romano Marco Aurelio escribió esto en el campo de batalla, hacia el 170 a.C. Creía que una mente despejada permitía vivir en armonía con el «logos», la comprensión del orden universal. Para algunos filósofos antiguos, esta armonía era divina y para otros, un principio de orden y conocimiento. En cualquier caso, me hace gracia que la palabra *logo*, que fue parte de mi día a día en el mundo de la publicidad durante muchos años, tenga sus orígenes en la filosofía y el autoconocimiento.

La armonía, el orden y una mente despejada nos eluden en nuestra vida diaria. En los campos de batalla comerciales de hoy, somos más bien nosotros los que creamos nuestros enemigos: el estrés, la presión, la falta de sueño, una dieta poco sana, demasiado alcohol, poco descanso... Ya sabes el resultado.

Cuando te despiertas por la mañana, seguramente sientes cansancio e irritabilidad, y lo último que tienes en mente es respirar y disfrutar de tu vida. ¿No sería agradable si fuera distinto?

¿Por qué respirar?

Desde nuestra primera hasta nuestra última respiración, inspiramos y espiramos cerca de seiscientos millones de veces. Nos parece algo natural. Simplemente sucede, ¿no? ¿Qué tiene de importante? Inspiramos oxígeno y espiramos dióxido de carbono. Tal como dijo mi hijo: «¿Cómo vas a escribir un libro entero sobre eso, papá?» Sin embargo, en la respiración hay mucho más.

Es el vínculo esencial entre nuestra mente y nuestro cuerpo. Es el único sistema del cuerpo que trabaja tanto consciente como inconscientemente. Afecta al funcionamiento del resto de los sistemas internos (la digestión, el sistema inmune, el corazón, el sistema nervioso, el cerebro, etcétera). Refleja e influye en todo lo que sucede en nuestras mentes y nuestros cuerpos en todo momento. Además, la respiración es el único compañero fiel en el viaje de nuestra vida. Por lo tanto, ¿no valdría la pena saber cómo respirar mejor?

Comencemos echando un vistazo a dos mecanismos de respuesta que han evolucionado en el cuerpo humano para ayudarnos a gestionar las dificultades de la vida.

La respuesta de estrés

Nuestros cuerpos están diseñados para mantener el equilibrio. El término médico es *homeostasis*. Esto hace que busquen siempre la forma de conservar la temperatura correcta, la cantidad necesaria de oxígeno y dióxido de carbono, el nivel adecuado de acidez y alcalinidad, la cantidad suficiente de sueño, etcétera. Las amenazas a este equilibrio, como que nos ataque un animal o el hambre por falta de alimento, se denominan *estresores*. La respuesta de «lucha o huida», que tenemos incorporada, libera adrenalina y otras miles de hormonas para sacarnos del apuro. Evolucionó como una solución rápida ante circunstancias extremas. Sin embargo, lo cierto es que nuestros cuerpos no están diseñados para experimentarla demasiado a menudo. A pesar de ello, hoy en día hasta crisis tan banales como perder un tren pueden desencadenar la lucha, la huida o incluso una tercera posibilidad, la parálisis. Sobrerreaccionamos de manera crónica y pagamos el precio: enfermedades del corazón, depresión y obesidad, así como fracasos laborales y relaciones rotas. La Organización Mundial de la Salud se ha referido al estrés como «la epidemia sanitaria del siglo xxi».

La respuesta de relajación

Se ha demostrado que respirar de manera profunda y controlada produce en el cuerpo «la respuesta de relajación». Como sucede con «la respuesta de estrés», el cuerpo libera una serie de hormonas. Sin embargo, en este caso ralentizan los latidos de nuestro corazón, relajan los músculos, calman nuestros nervios y mejoran nuestro sistema inmune. También crean las condiciones ideales para digerir bien la comida. Y aun así, ¿con cuánta frecuencia aumentamos nuestro estrés engullendo un sándwich delante de nuestras pantallas, causando indigestión y añadiendo aún más presión a nuestros cuerpos?

Ambas respuestas funcionan en dos sentidos: estar estresado o relajado afecta a cómo respiramos y, al mismo tiempo, nuestra respiración dicta cuán estresados o relajados nos sentimos. Ser más conscientes de nuestra respiración nos ayuda a detectar signos tempranos de estrés (respiración más rápida o superficial) y a inducir la respuesta de relajación para evitar que empeore.

La relación cuerpo-mente

Quizá ya te has dado cuenta de que a veces hablo de los efectos de la respiración, del estrés y de la relajación en la mente y otras, en el cuerpo. De hecho, hay un solo «cuerpo-mente». Tu cuerpo afecta a tu mente y tu mente afecta a tu cuerpo. Sin embargo, demasiado a menudo hacemos caso a los desvaríos neuróticos de nuestra mente e ignoramos las peticiones de nuestro cuerpo: «por favor, descansa; por favor, muévete; por favor, come...». Si empezamos a escuchar y prestar atención a nuestra mente, a nuestro cuerpo y a nuestra respiración, podremos comenzar a construir los cimientos para un mejor día y una mejor vida.

Respira como un bebé

¿Tienes hijos? ¿Recuerdas cuando observabas cómo dormían, con sus abdómenes subiendo y bajando de manera natural? ¿Recuerdas su primera respiración? Hace poco di una charla en la que utilicé la foto de un bebé para presentar a mi gurú de la respiración, porque los bebés son quienes mejor respiran. Sus mentes y sus cuerpos son uno. Respiran bien porque, como seres humanos, están diseñados para ello. Podemos aprender de los bebés. Respirar desde el estómago, respirar a través de la nariz. Es así de simple. Quién sabe, quizá también te ayude a dormir como un bebé.

¿Estás respirando ahora?

Si respirar bien es tan natural, ¿por qué perdemos la destreza? ¿Cuándo te paraste para fijarte en tu respiración por última vez? ¿Has podido constatar ya la conexión entre tu respiración y cómo te sientes? ¿Y ahora? ¿Qué notas? ¿Qué observas? ¿Respiras por la nariz o por la boca? ¿Notas cómo sube y baja tu abdomen? ¿Sientes tu pecho levantándose y expandiéndose? ¿Puede que incluso estés aguantando la respiración?

El primer paso para mejorar cómo respiras es ser consciente de ello. Empieza a ser cada vez más consciente de cómo respiras y cómo cambia tu respiración bajo diferentes circunstancias. No te limites a seguir este libro, sigue tu propia respiración: es tu mejor maestro.

Las tres claves para respirar bien

Existen muchos ejercicios de respiración y muchas técnicas de respiración tanto orientales como occidentales. En este libro encontrarás varias de ellas. Los fundamentos, sin embargo, son sencillos.

1. **Inspira y espira desde el abdomen.** Respirar desde el abdomen hace que te sientas más en control y más centrado. Esta respiración diafragmática o abdominal (prefiero decir «vientre») es eficaz y, una vez consolidada, natural y fácil.
2. **Inspira y espira por la nariz.** La nariz está diseñada para respirar. Los pelitos de las fosas nasales filtran las partículas del aire. La cavidad detrás de la nariz enfría o calienta el aire hasta acercarse a más menos un grado de la temperatura corporal. Salvo en determinadas situaciones, como el deporte de alta intensidad, la nariz es mucho mejor para respirar que la boca.

3. **Expulsa un poco más de aire del que tomas.** La espiración está relacionada con la respuesta de relajación del cuerpo, pues estimula la rama parasimpática del sistema nervioso autónomo. Una vez en equilibrio, se puede inspirar y espirar del mismo modo. Pero mi experiencia me dice que la mayoría de nosotros estamos estresados tan a menudo que un poco más de espiración con cada respiración nunca viene mal.

Beneficios

Además de reducir el estrés y ayudarnos a relajarnos más, respirar bien tiene una serie de otros beneficios. La ciencia ha demostrado que una respiración controlada reduce la presión arterial y el ritmo cardíaco. Según la OMS, las enfermedades cardiovasculares son la primera causa de muerte en el mundo, así que quizá vaya siendo hora de que cuides tu corazón con la respiración. Asimismo, existen pruebas de que respirar bien puede ser beneficioso para nuestro cerebro. Ejercitar la respiración con frecuencia hace que el cerebro crezca en zonas que están vinculadas con la atención y el procesamiento de información sensorial. Reducir la respuesta de estrés hace que entre en funcionamiento el córtex prefrontal, que es donde tu cerebro toma decisiones; respirar te ayuda a pensar mejor.

Existen otros estudios todavía más sorprendentes que demuestran que respirar mejor influye en cómo se expresan los genes. En 2008, Herbert Benson, autor de la expresión «respuesta de relajación» en su libro homónimo, participó en un estudio que demostró que los genes que influyen en cómo respondemos al estrés cambian mediante técnicas de respiración relajada. Así que la próxima vez que respires, recuerda cómo esto ayuda a tu corazón, a tu cerebro y a tus genes, y también a cómo te sientes. Pero aún hay más, como descubrirás a medida que avances en este libro.

Ejercicios para respirar mejor ahora

— Túmbate de espaldas en una habitación en relativo silencio. Cierra la puerta y pon el teléfono en modo avión.
— Si sientes incomodidad, levanta las rodillas manteniendo los pies en el suelo. Así apoyarás mejor la parte baja de la espalda.
— Coloca un libro de tapa dura sobre tu abdomen.
— Ahora intenta inspirar y espirar por la nariz, haciendo que el libro suba y baje con tu abdomen. Si tu pecho continúa moviéndose cuando respiras, coloca una mano sobre él y presiona con firmeza para usar más tu abdomen.
— Así, cuando tomas aire, el abdomen se levanta. Cuando lo expulsas, el abdomen baja (llévalo hacia el suelo). Inspira y espira por la nariz. Cuando hayas cogido el ritmo, comienza a alargar la espiración. Cuenta hasta tres cuando inspires y hasta seis cuando espires. Si te resulta difícil, simplemente hazlo lo mejor que puedas.
— Quédate tumbado por lo menos cinco minutos. Puedes poner una alarma en tu teléfono.

Cosas a recordar

1. Inspira y espira desde el abdomen.
2. Inspira y espira por la nariz.
3. Haz que la espiración sea un poco más larga que la inspiración.

Más que dormir como un bebé, respira como un bebé y no solo dormirás mejor, sino que te sentirás mejor y tendrás mayor capacidad de concentración.

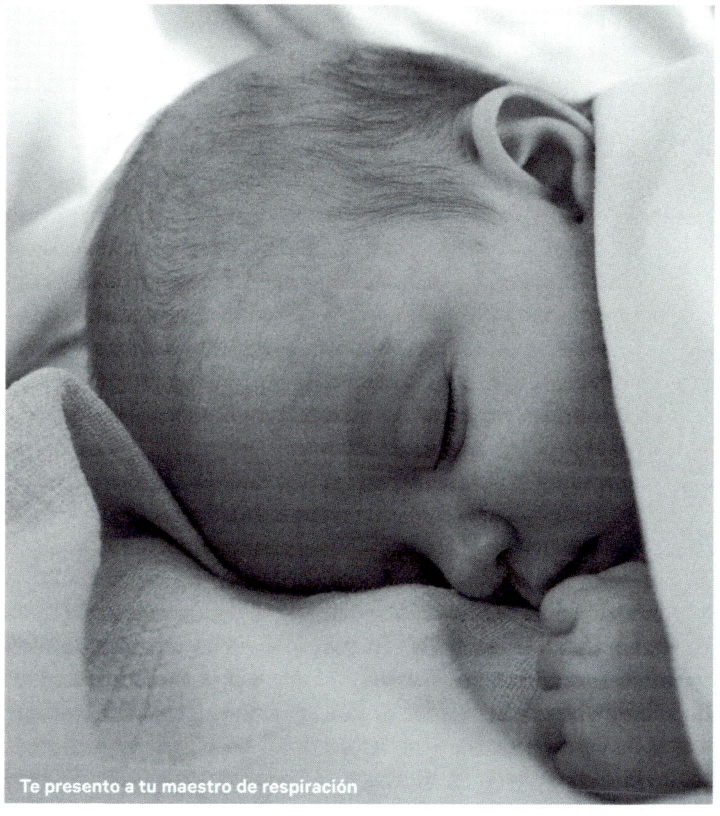

Te presento a tu maestro de respiración

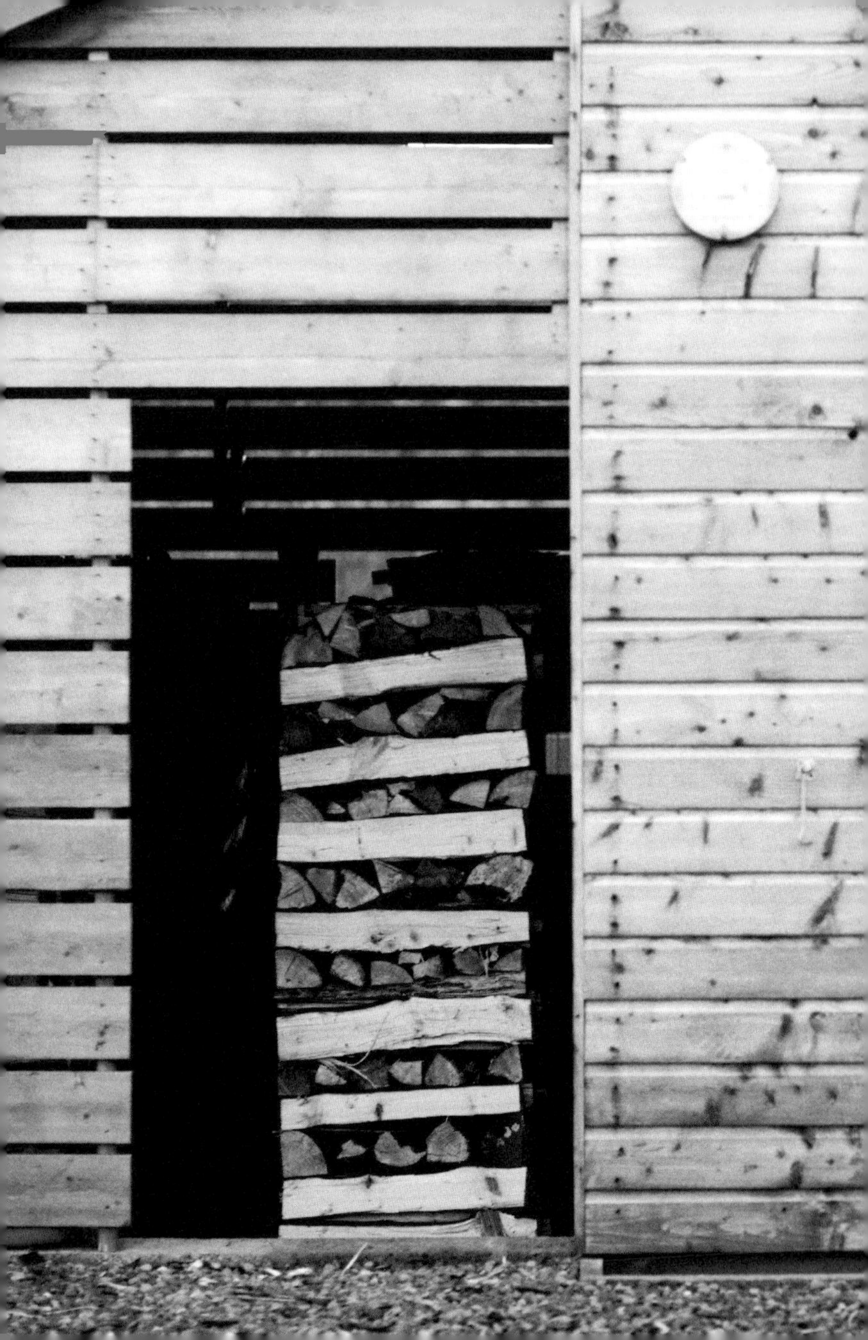

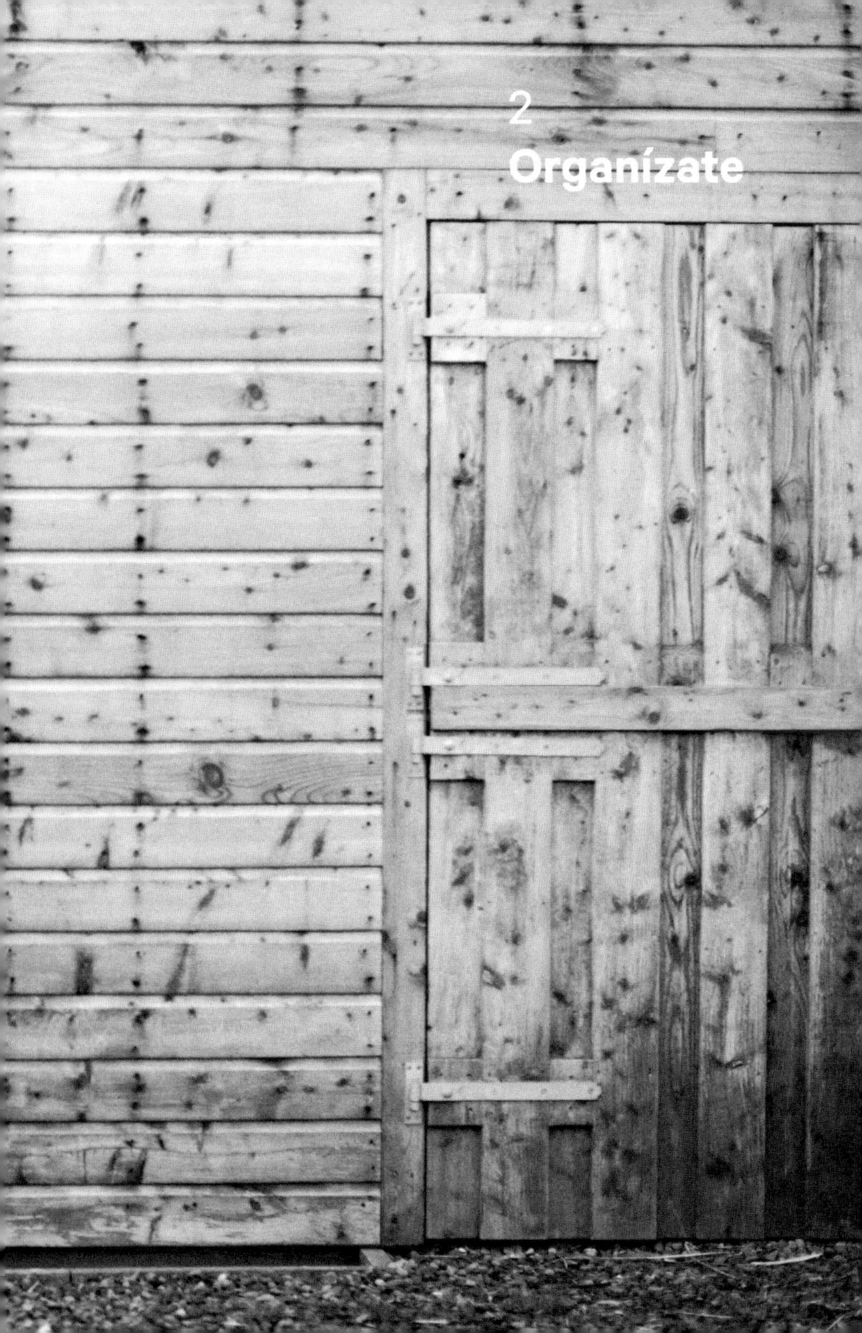
2
Organízate

> «La ansiedad está provocada por la falta de control, organización, preparación y acción.»
>
> David Kekich

Linda Stone, escritora, conferenciante y consultora, acuñó la expresión «apnea de correo electrónico» cuando descubrió que en ocasiones los trabajadores, al abrir el buzón de correo electrónico, aguantaban la respiración por el estrés que les producía. La respiración intermitente o superficial, sentirse ansioso o falto de energía son todos signos de que quizá estás reteniendo demasiada información en tu cabeza.

Todos queremos pensar que el estrés y la ansiedad en nuestras vidas se deben a influencias externas. A veces todo el mundo parece conspirar contra nosotros. Las causas pueden ser el dinero o su falta, nuestro trabajo, nuestra pareja sentimental, nuestros hijos..., el clima, el tren, el tráfico..., nuestra salud en deterioro, nuestros ordenadores, nuestros teléfonos..., ya sabes. Parafraseando a Jean-Paul Sartre: «¡El estrés son los otros!»

Por muy cierto que nos parezca, esto no nos ayuda. Saltamos de una tarea a otra. Decimos sí cuando queremos decir no. No encontramos las cosas cuando las necesitamos. Olvidamos nuestras citas. Utilizamos nuestro buzón de correo electrónico como nuestra lista de quehaceres. Utilizamos nuestro buzón de correo electrónico como sistema de archivo. No podemos dejar de mirar Facebook, Twitter, Instagram, Pinterest, Medium, Tumblr, Google+… Vale, quizá no todos. Nuestros teléfonos, nuestros ordenadores, nuestros hornos y nuestros lavavajillas pitan y suenan constantemente. La vida misma parece estar fuera de control. Pero lo cierto es que eres tú quien está fuera de control.

A mí me motivó profundamente la claridad y la paz mental que genera estar bien organizado. Nuestras mentes no están diseñadas para retener toda la información que pretendemos que procesen. Los neurocientíficos se refieren a nuestra habilidad para retener cosas en nuestra memoria funcional como «carga cognitiva». Cuando nos excedemos, nos sobreviene «sobrecarga de información»: no podemos pensar de manera clara, tomamos malas decisiones, nos sentimos estresados y la calidad de nuestra respiración baja. La mejor manera de lidiar con todo esto es realizar un barrido mental y vaciar nuestra mente, y al final de este capítulo hay un ejercicio que te ayudará a hacerlo.

«¡Pero la gente creativa florece en el caos!», te oigo decir. «La organización es para gente aburrida.» «No tengo tiempo para organizarme.» «Un día ganaré lo suficiente para pagar a alguien para que haga todo esto por mí.»

Sé por qué lo dices. Yo también pensaba así, hasta que un día acabé tan harto de vivir en un estado de estrés y ansiedad y de no zanjar temas, que decidí aprender a organizarme.

El arte de hacer

Nadie nos enseña el arte de hacer. Nos lanzan a la piscina en la escuela, logramos no ahogarnos en la universidad y acabamos chapoteando como locos durante nuestra vida laboral. El énfasis está en los resultados, no en cómo llegar a ellos. Nos venden soluciones a nuestro caos en forma de libros, aplicaciones, sistemas de archivado, precioso material de oficina y lápices y bolígrafos personalizados. Y los consumimos con avidez. Pero, ¡ay!, esto solo nos proporciona un pequeño respiro. ¡Porque la única solución a la desorganización es organizarse!

Así que, si estás aceptando, aunque sea a regañadientes, que quizá eres tú quien necesita cambiar, vas por buen camino. Y no se trata únicamente de hacer más; aprendiendo el arte de hacer, descubrirás también el arte de ser. Este capítulo te guiará a través de un método simplificado que he puesto en práctica yo mismo y que he enseñado a muchas otras personas.

No es una guía completa, pero es suficiente para empezar. Hay más recursos al final del libro.

Haz que te importe lo que haces

Con mis clientes y conmigo mismo utilizo un sencillo enfoque basado en que realmente nos importe lo que hacemos. Lo denomino, por sus iniciales en inglés, CARE, que significa «importar»:

Collect	**A**rrange	**R**eflect	**E**xecute
[Junta]	[Ordena]	[Reflexiona]	[Ejecuta]

Ordena tus cosas

En estos momentos, probablemente tienes dos o tres cuentas de correo electrónico, correo postal que te llega a casa y al trabajo, mensajes en tu teléfono, mensajes en redes sociales, mensajes en el contestador de tu móvil y en el del teléfono de casa (si aún dispones de uno), documentos en tu escritorio, garabatos en tu cuaderno (o en varios), un cuaderno (en algún lugar) con un número de teléfono importante apuntado en él, tarjetas de visita y recibos en tu cartera, el borrador de una presentación en la bolsa de tu ordenador portátil con apuntes de tu última reunión, apuntes en la aplicación de notas de tu teléfono móvil, fotos de cosas que te parecen chulas y ¡oh!, tantas ideas brillantes en tu cabeza.

Así que comencemos el proceso creando una forma más sencilla de añadir nuevos datos y nueva información a tu vida:

— Haz que todo tu correo electrónico te llegue a un solo buzón.
— Mantén una bandeja de entrada física en casa y otra en el trabajo.
— Lleva contigo una bandeja de entrada móvil (como una bolsa archivador con cremallera).
— Ten un solo ordenador portátil.
— Usa una aplicación de móvil para recopilar cosas.

Ahora apaga todas las notificaciones; sí, eso es, todas (vale, se permite una excepción).

No más iconos en el teléfono con dos mil correos sin leer, 43 llamadas perdidas, 17 alertas de Facebook, 62 artículos para «leer más tarde».

No más vibraciones. No más pitidos. No más interrupciones innecesarias.

Retoma el control. Tú decides a qué quieres prestar atención. Tú estás al mando. Si a la gente con la que trabajas no le gusta, diles que lo haces para poder trabajar, crear y pensar mejor y, si tienen un problema con ello, ¡quizá necesiten cambiar! Ponte firme.

Ordénalo todo sistemáticamente

Es muy normal que las personas que se han propuesto organizarse aprendan a ordenar, pero fallen en el mantenimiento. La razón es que no se deciden sobre cómo hacerlo o no tienen un sistema. Sigue este sencillo procedimiento con toda la información y datos de tu vida y acabará convirtiéndose en un hábito. No necesitarás acordarte de qué hay que hacer ni pensar en ello, se convertirá en tu manera de hacer.

FLUJO DE TRABAJO
PROCESO

BUZÓN DE ENTRADA
¿Necesito hacer algo?

SI	NO
HAZLO 2 minutos o menos	**PAPELERA** O reciclar
DELEGAR En espera	**ARCHIVAR** Referencia A-Z
POSPONER Lista de tareas pendientes Buzón «Acciones» del correo electrónico o Calendario	**ALGÚN DÍA** Más tarde

Hay dos lugares donde hago el seguimiento de mis «Acciones»

1. **Mi buzón «Acciones» del correo electrónico.**
2. **Mis listas de tareas pendientes.**

La primera es fácil. La segunda podría serlo, pero a menudo no lo es. Una vez más, surge el típico problema de pensar más en la herramienta o aplicación que voy a usar en lugar de cómo usarla. Estas herramientas varían en su método y estilo, así que enseguida podemos acabar desbordados por el abanico de posibilidades, confundidos y obcecados, pensando que la herramienta es la solución al estrés, en lugar de nosotros mismos.

Así que, antes de repasar algunas de las aplicaciones que he utilizado y recomendado, veamos cuáles son las claves para crear listas de cosas pendientes eficaces.

— **¡Utiliza verbos!** Si no puedes empezar una lista de tareas con un verbo (como escribir, enviar un correo electrónico, llamar, buscar, etcétera) probablemente todavía no has entendido qué quiere decir la palabra «acción».

— **Añade lugar o contexto.** Crear listas separadas o utilizar etiquetas para diferentes lugares te puede ayudar a ver qué es importante en el lugar en el que estás. Los contextos pueden ser ubicaciones físicas (oficina, casa, tienda) o los recursos que necesitas (ordenador, internet, teléfono).

— **Crea miniproyectos.** Si algo necesita más de una «acción», entonces destácalo. Decide cuál es el resultado que buscas y seguidamente haz una lista con, como mucho, las tres primeras acciones (no hay por qué planificar más de la cuenta). Es una estupenda manera de tomar impulso, tanto para las pequeñas cosas de la vida como para aquel gran proyecto que aún no has empezado.

Aquí un ejemplo cotidiano:

Necesitas enviar una tarjeta de felicitación a un amigo, de manera que escribes en tu lista de cosas pendientes «Enviar felicitación a Dylan». Pero pasan los días y no lo haces. ¿Por qué? Porque no puedes. No tienes la tarjeta, no tienes un sello y no tienes su nueva dirección. Este es el aspecto que debería tener el miniproyecto, con las localizaciones más importantes entre paréntesis:

Miniproyecto: «Enviar felicitación a Dylan»

Acciones:

[ ] Escribir un correo electrónico a Dylan pidiéndole su nueva dirección.

[ ] Comprar la tarjeta para Dylan.

[ ] Comprar sellos (en una tienda).

[ ] Escribir la tarjeta (en el despacho).

[ ] Enviar la tarjeta (en una tienda).

Aunque puede parecer exagerado, no hay otra manera de hacerlo. Saber dónde archivas tus «acciones» significa no más pilas de papeles en tu escritorio ocultando cosas que quizá necesites hacer. El resultado es un «basta» a esa constante sensación de agobio en tu cabeza. Y cuando mires a una ordenada lista de acciones durante un día loco de trabajo, te gustará encontrar esa claridad para actuar. Sin necesidad de pensar, solo tendrás que hacer.

Cada vez más personas y organizaciones deciden archivar sin papel. Y aun así, ¿alguna vez has visto una oficina sin papel? Con frecuencia, las empresas tecnológicas son las peores. En mi experiencia, es necesario tener un método sencillo para archivar cosas tanto en formato digital como físico. Notas, documentos, fotos, garabatos, artículos de revistas o recuerdos pueden servir como objetos de referencia. Los archivadores claramente etiquetados y organizados son inevitables. Gástate algo de dinero en unos buenos, que vayan creciendo contigo. Olvídate de soluciones temporales que acaban convirtiéndose en un caos. Esto es lo que hago yo:

Un sencillo sistema de archivado

— **Utiliza un sistema «de la A a la Z» para todo** —familia finanzas, trabajo, proyectos, etcétera—. Evita categorías poco concretas y carpetas de «varios».

— **Nombra las carpetas de forma clara** (por ejemplo, «Seguro del Hogar» u «Hogar-Seguro»).

— **Crea carpetas prácticas de consulta rápida en tu escritorio, por ejemplo,** «Apoyo para acciones» (con los documentos que necesitas para hacer cosas), «En espera», para cosas que has delegado o pedido.

Si aun así acabas teniendo pilas de papel, entonces haz dos de ellas, una de «acciones» y otra de «referencias». Incluso una división así de simple hará que las cosas se vean algo más claras, tanto en tu mundo exterior como en tu cabeza.

Reflexiona sobre tu carga de trabajo

Cada día repasas tu agenda, tu lista de tareas pendientes y el buzón de acciones en tu correo electrónico antes de ir a por más trabajo a tu buzón de entrada. Este sencillo reordenamiento para empezar el día frente al ordenador pondrá tu agenda en primer lugar. Celebra una reunión de al menos una hora contigo mismo cada semana. Libera tus buzones físicos y de correo electrónico. Repasa tus compromisos: tus listas de cosas por hacer, tus proyectos, tu diario para las próximas dos semanas.

REPASO DIARIO
TU RUTINA MATUTINA

1 CALENDARIO | Agenda
¿Cómo es tu día?

2 LISTAS | Hoy
¿Qué hay ya de importante?

3 EMAIL | Carpeta de acciones
¿Tengo ya algún correo electrónico que requiera alguna acción?

Bandeja de entrada del correo electrónico
Mírala únicamente una vez hayas hecho lo de más arriba, para que estés al tanto de todos tus compromisos actuales.

REPASO SEMANAL
TU REUNIÓN MÁS IMPORTANTE

1 LIMPIA LAS BANDEJAS

Pon todas las bandejas de entrada a cero

2 ESCANEA TU CALENDARIO

Mira dos semanas atrás y dos adelante en busca de cualquier cosa que necesite alguna acción

3 EXAMINA TODAS TUS LISTAS

Repasa la lista de acciones y proyectos
Repasa los temas ya zanjados
Añade nuevas acciones
Haz seguimiento de la lista «En espera»
si fuera necesario

4 TOMA DISTANCIA

Revisa tus objetivos y tus planes de proyecto
Reflexiona sobre si tu vida necesita reequilibrarse
¿Qué es lo realmente importante?

¡Ejecuta!

Una vez tu mente esté clara y tus acciones también, podrás llevar a cabo las tareas necesarias con mucha menos fricción. No necesitarás pensar dos veces. Solo tendrás que ponerte a hacer. Aunque puede llevar tiempo configurarlo, una vez que tengas a punto un sistema, tu trabajo, tu mente y tu respiración funcionarán con mucha más fluidez. En «Concentración» (en el capítulo 6 de este libro), veremos cómo decidir qué hacer de manera más fácil en caso de que las cosas sigan sin estar claras.

Las herramientas de un hacedor consciente

Si estandarizas tus herramientas y tus materiales de escritorio favoritos y te aseguras de tener repuestos, siempre estarás preparado para hacer. Esta es mi lista básica de control:

EN MI ESCRITORIO

— Cuaderno A5
— Bolígrafos buenos
— Fichas para tormentas de ideas
— Armarios archivadores
— Carpetas de archivador con pestañas
— Bandeja de entrada

CUANDO ESTOY FUERA

— Una libreta pequeña
— Bolsa A4 con cremallera

EN MI ORDENADOR Y EN MI MÓVIL

— Calendario
— Contactos
— Lista de cosas por hacer
— Documentos en la nube
— Notas
— Redacciones
— Un gestor de contraseñas

*Nota sobre las aplicaciones: Todas estas herramientas de uso diario las coloco en lugares de fácil acceso en mi teléfono y ordenador, como la pantalla principal o el *dock*, y escondo las que me pueden distraer en carpetas.

Busca las herramientas que más te gusten y hazlas tuyas. En la sección de recursos, al final del libro, podrás ver una lista de las que uso yo.

Si tienes muy claro qué herramientas utilizas y por qué, reducirás la fricción mental y realizarás cada tarea con mayor fluidez y alegría. ¡No olvides respirar con atención plena entre una tarea y otra! Antes de cambiar de aplicación o tarea, haz unas cuantas respiraciones desde el abdomen para mantener tu tranquilidad y concentración.

Ejercicio 1: Ordena tu mente

Busca un lugar tranquilo donde puedas estar solo durante más o menos una hora. Hazte una buena taza de té, toma unas cuantas galletas, pon música relajante y prepárate para vaciar tu mente.

Utiliza la lista de más abajo para que emerjan esos pensamientos que rondan en tu cabeza. Apunta lo que surja, sin juzgar, utilizando un pequeño cuaderno y un pensamiento por hoja. Cosas pendientes, cosas que comprar, arreglar, ordenar, solucionar, planificar, cancelar, etcétera.

Cuando hayas acabado, con tu mente despejada, probablemente sentirás a) alivio al comprobar que tu mente está vacía (¡por ahora!) y b) cierta sensación de agobio dado que tienes muchas más cosas que solucionar de las que pensabas.

Ahora pon todas esas hojas en tu bandeja de entrada y repásalas una por una. Sigue los esquemas de flujo que figuran al comienzo del capítulo y, allá donde encuentres fricción o que las herramientas necesarias son insuficientes, corrige y haz mejoras en la medida de lo posible.

Solo afrontando con valentía tu vida tal y como es ahora, podrás comenzar a crear tu vida como será más adelante.

Organizador mental – Lista de desencadenantes

Aquí te sugiero algunas listas como punto de partida.

EN CASA

Familia / Amigos / Comunidad / Acontecimientos / Aficiones / Casa / Salud / Ejercicio / Creatividad / Transporte / Ropa / Mascotas / Colegios / Clubs / Administración / Tecnología / Almacenaje / Vacaciones / Finanzas / Legal

EN EL TRABAJO

Proyectos en marcha / Próximos proyectos / Innovación e investigación / Legal / Personal / Tecnología / Oficina / Marketing y ventas / Desarrollo de negocio / Networking / Formación / Financiero / Cosas para leer / Reuniones

Ejercicio 2: Ordena tu espacio

Ahora es el turno del orden físico. Comienza con un lugar, quizá tu oficina o tu escritorio. Primero toma los objetos uno por uno y pregúntate:

1. ¿Los he usado en los últimos seis meses?
2. ¿Me gustan?

Si la respuesta a ambos es «no», entonces recicla o deshazte del objeto.

Después, con lo que queda, haz grupos de cosas similares.

1. Objetos de papelería.
2. Material de referencia.
3. Bandeja de entrada con cosas que gestionar.
4. Cosas que te sirven de inspiración.

> «No tengas nada en casa que no sea bello
> o no tenga un propósito.»
>
> William Morris

Cosas a recordar

1. Apunta las cosas en lugar de retenerlas en tu cabeza.
2. Consigue las mejores herramientas organizacionales y úsalas (¡al menos durante un año!).
3. Saca tiempo cada día para pensar en tus cosas y establecer las próximas acciones.
4. Reúnete contigo mismo una vez a la semana.
5. Organiza tu espacio de trabajo al menos una vez por semana.

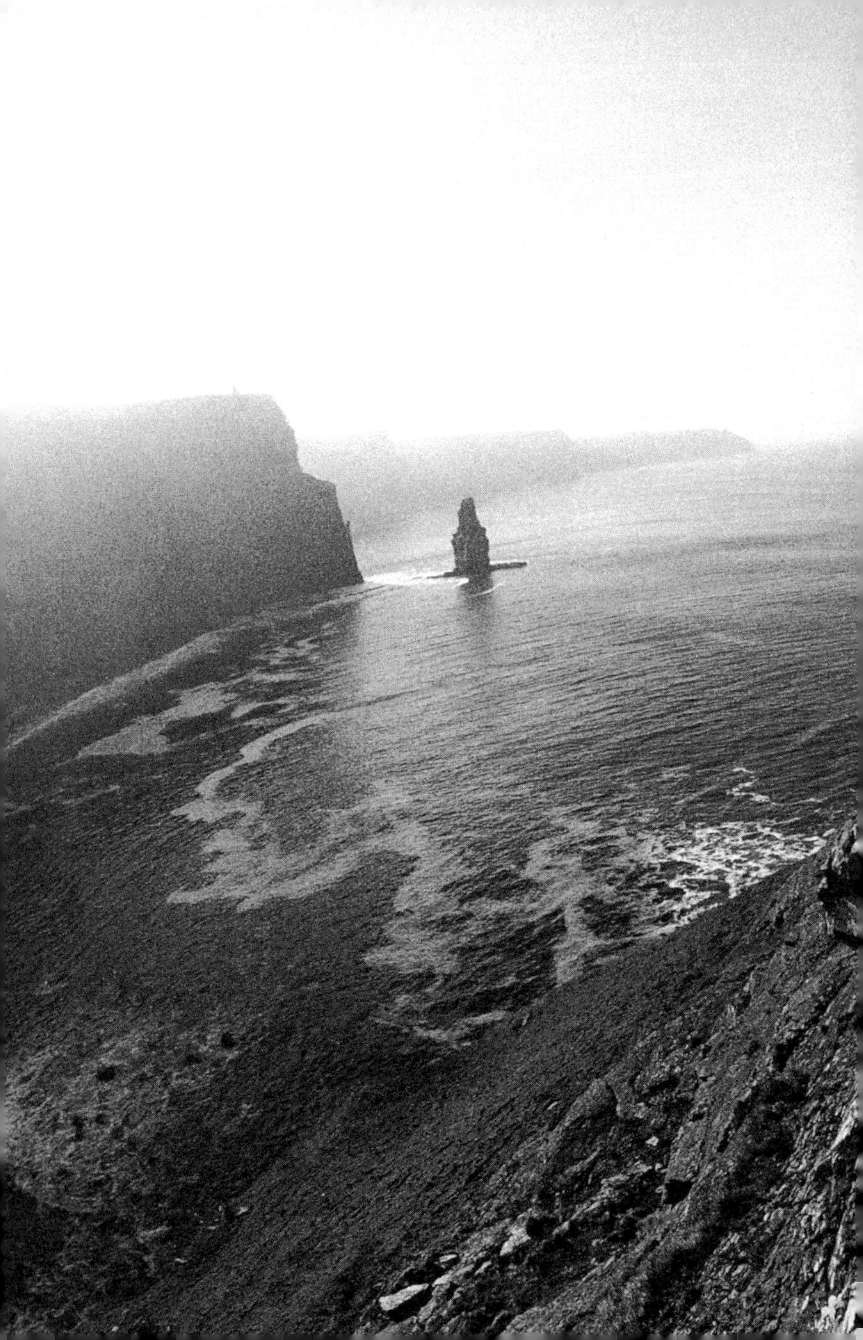

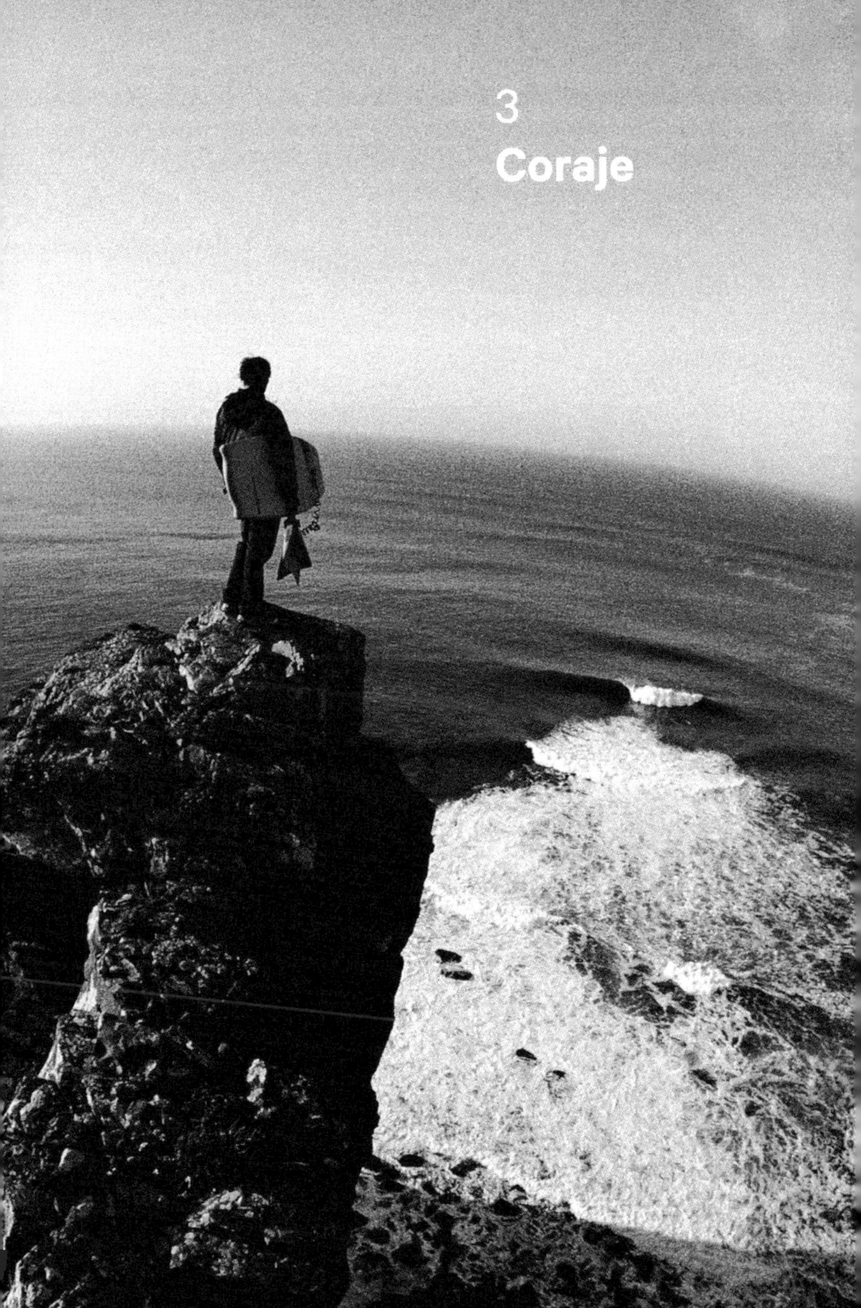
3
Coraje

«La última gran aventura eres tú.»

Tracey Emin

Con un poco de suerte, a estas alturas ya respiras con más facilidad y estás en proceso de organizarte mejor, así que, ¿por qué te sientes tan inseguro? Si este no es tu caso, si no tienes problema en enfrentar tus miedos, aprender de tus errores y prosperar con las dificultades, entonces, por favor, sáltate este capítulo.

Bien. No estoy solo. El filósofo griego Sócrates dijo «una vida sin examen no merece la pena de ser vivida» y tenía razón. Cuanto más miras en tu interior de forma abierta y honesta, más equipaje de tu pasado encontrarás. Muchos se detienen ante la primera maleta fea que encuentran, pocos vacían el armario por completo. A lo largo de las próximas páginas espero poder compartir contigo algunas de mis experiencias en este proceso de autoindagación. No es psicoterapia, pero podría ayudarte a desentrañar cosas que te han impedido brillar.

No te limites a ti mismo

«Concéntrate en aquello en lo que eres bueno y olvídate de lo demás». No estoy seguro de si esa voz en mi cabeza es un recuerdo real o no..., tal vez era la voz de un profesor, de mi padre o quizá de un jefe al inicio de mi vida laboral. Pero viniera de donde viniera, dejó una huella que tardé mucho en borrar. La psicóloga educacional estadounidense Carol Dweck habla de mentalidades fijas y de crecimiento y cómo podemos tener mentalidades diferentes en diferentes áreas de nuestra vida. Podríamos estar abiertos a la posibilidad de crear el cuerpo «perfecto» a través de la alimentación, de pasar horas en el gimnasio y de un entrenador adecuado, y aun así, estar totalmente cerrados a la posibilidad de escribir una publicación en un blog que alguien quisiera leer. ¿Cuán reales son estas creencias? ¿Qué creencias negativas tienes sobre ti mismo? ¿Te has preguntado si realmente son ciertas? ¿Qué límites autoimpuestos hacen que te pares en seco? Identifica tus límites y comienza a cuestionarlos.

Desarrolla tu propia mentalidad

Los niños caen rápidamente en mentalidades fijas que pueden impedir su progreso. Pueden creer que esforzarse es admitir falta de talento.

Sin embargo, sus mentalidades, y no su talento, pueden ser un mejor indicador de lo bien que van. Carol Dweck introdujo clases en las escuelas de primaria para transformar la mentalidad de los estudiantes de «fija» a «en crecimiento».

Explicaba cómo las dificultades que encontramos cuando algo nos cuesta hacen que el cerebro tenga que buscar nuevos caminos. Que algo nos resulte difícil es buena señal, pues fomenta que el cerebro se adapte y crezca. En esas clases, los estudiantes eran felicitados por el esfuerzo más que por haber obtenido el resultado «correcto». Se les mostraba, también, diagramas de cómo funciona el cerebro. Carol descubrió que cuando la mentalidad de los estudiantes cambiaba, comenzaban a mejorar radicalmente en asignaturas que habían dado por imposibles. ¿Tienes una mentalidad fija sobre algo en tu vida? ¿Puedes convertir un obstáculo en un reto? ¿Quieres pasar por la vida o crecer con la vida?

Siente el miedo

Sé sincero. ¿Qué haces cuando tienes miedo? ¿Comes pastel? ¿Te compras unas zapatillas deportivas? ¿Te tomas una copa? ¿Sales a correr? Generalmente, el miedo nos resulta tan incómodo que su presencia es a menudo fugaz. Simplemente no lo podemos soportar. Nos resultan admirables aquellos que parecen haberlo trascendido. Tememos el día en que vuelva. Tenemos miedo del miedo. Dejamos de sentir y comenzamos a interiorizar, escondiendo metafóricamente a nuestros demonios en grandes bolsas negras de basura y amontonándolas en el sótano de nuestra mente.

Esta supresión del miedo se puede manifestar de diferentes maneras. Algunos sienten un aumento gradual de tensión física, a menudo en el cuello y los hombros. Otros, un nerviosismo en el estómago que puede llevar al Síndrome del colon irritable. Muchos de nosotros aprendemos a vivir a pequeña escala y a tener pocas aspiraciones, con la esperanza de nunca volver a sentir ese miedo de nuevo. Y aun así, lo sentimos. Es parte de la vida. Así que, ¿no sería mejor sentirlo buscando algo que realmente nos importe y por lo que merezca la pena sentir algún tipo de inquietud cada tanto?

La razón por la que Eleanor Roosevelt nos recomendaba «Hacer cada día una cosa que nos de miedo» es porque así es como aprendemos a vivir con miedo y trabajarlo.

Espera menos. No des todo por sentado

Durante el tiempo en que trabajé en el mundo de la publicidad, uno de nuestros clientes era Ford. Lanzamos el Ford Focus en Europa con el eslogan «Espera más». Los guías personales y los jefes sugieren siempre que «subamos el listón». Pero para mí el problema no está en el «más», sino en el «esperar».

En la filosofía del yoga existe el concepto de «karma yoga» —el yoga de acción—, según el cual actuamos lo mejor que podemos independientemente del resultado. Esto no significa que no haya resultados, objetivos o planes, sino que una vez que los tienes te concentras en lo que puedes hacer. Las expectativas son terreno de cultivo para la insatisfacción; pueden desviar tu atención y perjudicar tu capacidad para actuar con destreza. Otro error que puede llevarnos por el mal camino son las suposiciones. En lugar de admitir que, a veces, simplemente no sabemos, hacemos suposiciones. En ocasiones, lo hacemos tan bien que empezamos a sentir que esas suposiciones son verdades. Reaccionamos ante ellas como si fueran reales. Nos volvemos ciegos a la realidad que tenemos delante y nos obnubila este producto de nuestra imaginación. Hay un lugar para la imaginación y la creatividad, pero no lo confundamos con nuestra realidad presente. El artista y diseñador James Victore cita el Talmud cuando dice «enseña a tu lengua a decir "no sé"».

Sentir incomodidad frente a la realidad ya es suficientemente duro. No lo hagas más difícil haciendo que tus expectativas y suposiciones te confundan. Es mejor quedarse con un «no saber» que con un «falso saber». Si afrontamos lo desconocido con valentía, descubrimos nuevas formas de aprender.

Come ranas

Una forma de volverse un poco más valiente cada día es comer ranas. No literalmente, aunque recuerdo haberme sentido muy valiente comiendo ancas de rana en mis días prevegetarianos, durante unas vacaciones en Francia. El escritor especializado en productividad Brian Tracy recomienda comenzar cada día haciendo aquella cosa que, aun no siendo la más importante, normalmente evitas porque te da miedo. A estas tareas complicadas las llama «ranas», y para lidiar con ellas te las tienes que comer. Así que, ¿cómo afrontamos y gestionamos las cosas que evitamos mediante la procrastinación?

1. **Respira:** puedes sentir resistencia y miedo, así que no lo empeores dejando que se convierta en un ataque de estrés en toda regla. Sigue respirando.
2. **Piensa:** ¿hay alguna cosa práctica que necesites hacer en primer lugar? ¿O la «rana» es la siguiente acción?
3. **Actúa:** incluso aunque haya una voz interior rogándote que lo pospongas, comienza a moverte. Coge el teléfono o comienza a escribir el correo electrónico. En palabras de la empresaria y escritora canadiense Danielle LaPorte, «que la acción pille por sorpresa a tus dudas».

Redúcete y cambia

Piensa a lo grande y empieza por lo pequeño. Para tomar impulso, aplica tu visión a gran escala a acciones sencillas y haz al menos una cosa pequeña cada día. Para hacer cambios necesitas salir de tu zona de confort. Será incómodo. Pero crecerás. Y te sentará fenomenal.

Ejercicio 1: Crea un paradigma personal de cambio

Siéntate y apunta todas las cosas que piensas sobre ti mismo y que te limitan: creencias limitantes, mentalidades fijas, suposiciones. Invierte al menos diez minutos en ello. Sé sincero. Escarba hondo.

Ahora haz un círculo alrededor de las cosas que más te frenan.

¿Puedes parafrasearlas con una frase corta y potente que las vuelva obsoletas? Por ejemplo: **«No soy lo suficientemente inteligente para esto.»**

Tu paradigma personal podría ser:

«Soy mucho más inteligente de lo que creo y tanto como cualquier persona que hace esto.»

Sabrás que has dado con algo poderoso cuando, al decirlo, te sientas ligeramente nauseabundo. Estarás llevando la contraria a una fuerte voz interior que intentará convencerte desesperadamente de que lo cambies o te dirá que estás equivocado.

Ejercicio 2: Postura poderosa

Tu postura puede cambiar cómo te sientes contigo mismo. Alza el pecho y deja caer los hombros hacia atrás. ¿Te sientes más seguro? ¿Más capaz? Durante su charla TED, la psicóloga social Amy Cuddy demostró cómo la posición del cuerpo influye en otras personas e incluso en el propio cerebro: «Tu lenguaje corporal modela quién eres.» Así que, la próxima vez que sientas que te faltan la confianza y la energía para hacer algo, prueba a adoptar una «postura poderosa».

— Ponte de pie, con los pies algo más separados que las caderas y las manos en la cintura.
— Realiza algunas respiraciones lentas y profundas, comenzando por el abdomen y subiendo hasta la parte superior del pecho.
— Quédate así durante uno o dos minutos.

¡Por qué no combinar los dos cada mañana como método para superrecargar tu día!

Cosas a recordar

1. No te autolimites.
2. Acostúmbrate a estar incómodo.
3. Si estás evitando una tarea difícil, ¡«cómete la rana» y hazlo en primer lugar!
4. Repite tu «cambio de paradigma personal» cada día.
5. Adopta una postura poderosa.

Y respira...

PRACTICA

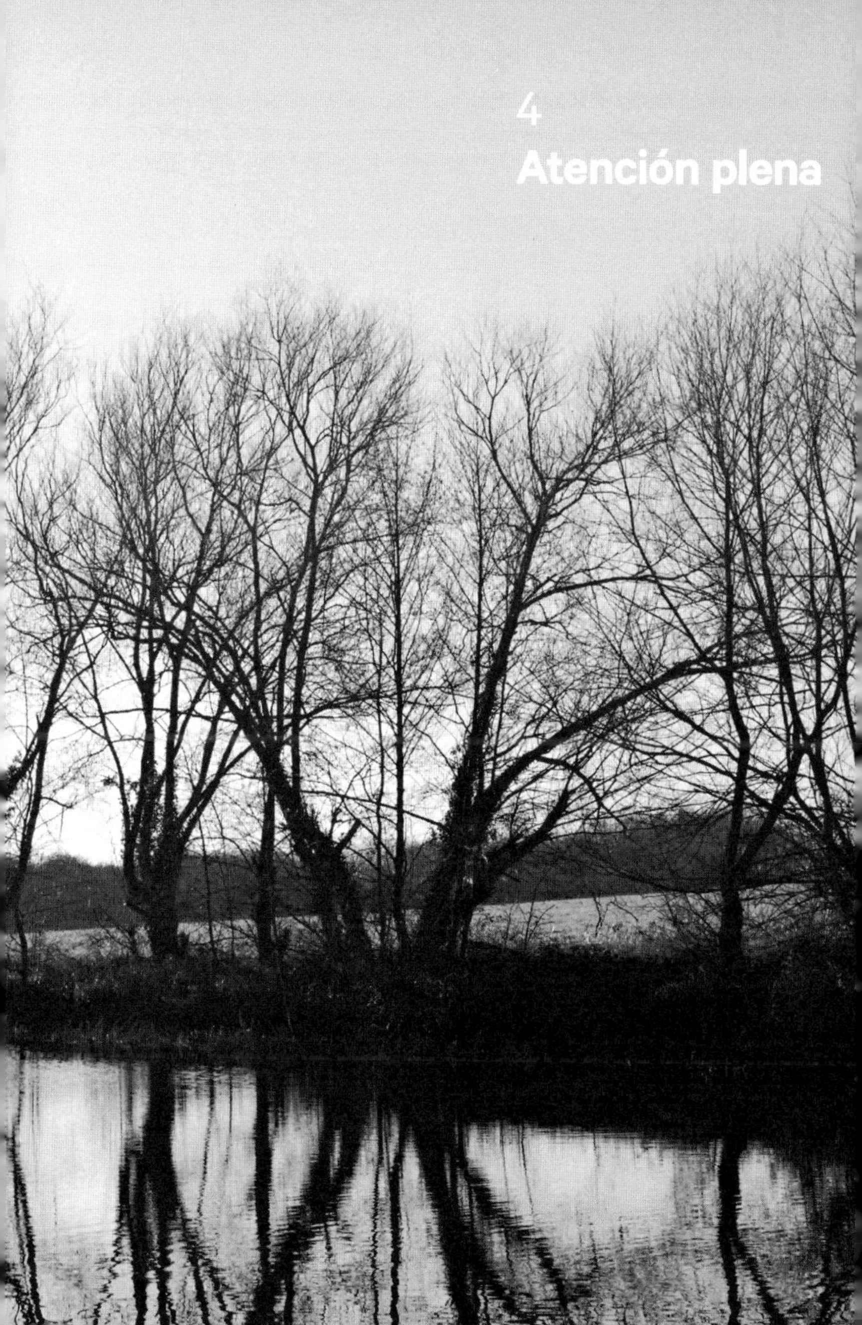
4
Atención plena

«Para siempre está compuesto de ahoras.»

Emily Dickinson

Toda tu vida sucede en el momento presente. Como padre del resurgimiento del *mindfulness* moderno, Jon Kabat-Zinn dijo: «¿Las pequeñas cosas? ¿Los pequeños momentos? No son pequeños.» Y aun así, qué pocas veces vivimos en el momento. Mientras lees esto, ¿realmente estás aquí? ¿Se va tu mente al pasado? ¿O se proyecta en el futuro? ¿Alguna vez te has preguntado cómo has conseguido llegar a destino sano y salvo mientras conducías perdido en tus pensamientos? Para que tu mente esté totalmente en el presente, necesitas aceptar lo ausente que estás la mayor parte del tiempo. Suena duro, pero es cierto.

La esencia de la atención plena

Mi forma de entender el *mindfulness* está libre de dogma y tradición. Se basa en mi propia vida y experiencias. No es un sistema de creencias, sino un intento de aprovechar un potencial humano natural que se ha ignorado, sobre todo en tiempos recientes. La atención plena no pertenece realmente a ninguna tradición y, sin embargo, conforme su popularidad (y explotación comercial) crece, se da una lucha territorial por su propiedad. Te recomiendo que vivas tu propia experiencia y no un sistema (¡ni siquiera este!).

Para presentar mi curso de seis semanas «*Mindfulness* fácil», explico de forma sencilla que la atención plena es una mezcla de:

1. **Atención relajada**
2. **Aceptación**

Atención relajada

Prestar atención suena serio. La concentración implica esfuerzo. Concentrarse en una cosa es complicado. La palabra *relajada* está ahí por una buena razón. Esto confunde a mucha gente porque no asocian relajación con atención. Puede que les resulte incluso paradójico. Y aun así, es justo esta mezcla la que genera la presencia.

Aceptación

De entre nuestros rasgos como personas, uno de los más molestos es el deseo de que las cosas sean diferentes de como son. De alguna manera, creemos que pensando podemos hacer que las cosas cambien o desaparezcan. Pero no podemos. Como dice la Oración de la Serenidad de las reuniones de Alcohólicos Anónimos: «Dame la Serenidad para aceptar las cosas que no puedo cambiar, el coraje para cambiar las cosas que puedo cambiar y la sabiduría para reconocer la diferencia.» Sin embargo, no hay que confundir aceptación con aguantar cosas. Una vez que aceptamos totalmente la realidad que tenemos delante, podemos elegir cómo respondemos. Al aceptar lo que «es» sin juzgar, podemos «estar» ahí de manera plena.

Con atención y aceptación se vive más en el momento y menos en la cabeza. Ahora, veamos cómo podemos trasladar esto a nuestra vida diaria.

Respira con atención plena

En el capítulo uno destacaba cómo respirar bien puede reducir el estrés. Los ejercicios tradicionales de atención plena se centran, sin embargo, en observar la respiración tal y como es, sin intentar influir en ella en modo alguno. Nuestra respiración siempre está con nosotros —es una compañera fiel—, por lo que al ser más conscientes de ella, estaremos inevitablemente más presentes. Es como un antídoto para que no te pierdas en tu cabeza. Y hace efecto rápidamente. Ahora, mientras lees esto, ¿cómo estás respirando? ¿Dónde sientes tu respiración? ¿Puedes prestarle atención sin pensar en ella? ¿Sientes cómo va y viene? ¿Puedes contar diez respiraciones con solo sentirlas, sin pensar?

1. Inspira... espira
2. Inspira... espira
3. Inspira... espira

Ser consciente de la respiración es un ejercicio fundamental para meditar con atención plena. Que su simplicidad no nos haga infravalorar su capacidad para transformar nuestra consciencia. Si prestamos atención a nuestra respiración con regularidad, cultivaremos nuestro músculo interior de atención plena. ¡Y quién sabe si un día llegaremos hasta cien respiraciones conscientes sin despistarnos!

Reconecta con tus sentidos

Siempre que estamos despiertos, nuestros sentidos también lo están. Al volvernos más conscientes de ellos, nos damos cuenta de lo difícil que es sentirlos en lugar de pensar en ellos.

Con el desarrollo de la conciencia sensorial se agudizan los sentidos. Se perciben más detalles y matices, se experimenta un mayor placer en los estímulos sutiles.

Nos convertimos en observadores fascinados, sin analizar o juzgar tanto nuestras vivencias. Nuestros sentidos nos permiten volver a vivir el momento, igual que nuestra respiración.

Aquí tienes unos cuantos ejercicios sencillos para que te vuelvas más consciente de tus sentidos:

Sabor

Toma un trozo pequeño de fruta seca. Observa su aspecto, huélelo, fíjate en cómo se empieza a formar la saliva en tu boca. Ponlo en tu lengua y cierra la boca. Dale vueltas sin masticar. Hay cuatro tipos básicos de receptores en la boca para distinguir el sabor: dulzor, amargor, acidez y salinidad. Antes de masticar, ¿qué sabor percibes? Búscalo sin nombrarlo. Comienza a masticar lentamente. Fíjate en cómo aumentan la saliva, cambian los sabores y las sensaciones. ¿Cómo te sientes? ¿Te notas emocionalmente diferente? Al tragar, sé consciente de las sensaciones en tu garganta y de cualquier otra sensación en tu cuerpo. Nota el gusto que deja en tu boca.

Olfato

Busca un lugar que estimule tu sentido del olfato.

Sal o ve a la cocina o simplemente comienza donde estés ahora. Me encanta el olor de los libros nuevos, ¿a ti no?

¿Algún olor te evoca sensación de hambre, deseo o recuerdos concretos? Intenta oler diferentes cosas y no emitas ningún juicio durante la experiencia (lo cual es complicado). Flores, incienso, jabón o perfume, comida, especias o plantas, el cubo de la basura, la cama de tu mascota, tu abrigo. Investiga los olores que encuentras —tanto naturales como artificiales—, sin intentar ponerles una etiqueta. Oler por oler. Respira profundamente. Intenta identificar algún olor nuevo.

Tacto

Siéntate en una silla si aún no lo has hecho. Siente la silla, la textura. Siente el peso de tu cuerpo. Siente los pies en tus calcetines, en tus zapatos, en la alfombra. Ponte de pie y siente tus pies firmemente apoyados en el suelo. Camina por donde estés y toma unos cuantos objetos con diferentes texturas: lana, algodón, nylon, madera, metal, plástico… Elige objetos con diferentes características: suave, áspero, mojado, viscoso, caliente o frío. Toca y siente cada uno sin analizarlo. Toca tu piel. Hazte cosquillas (¿es realmente imposible hacerse cosquillas a uno mismo?), aráñate, frótate, date una palmada en la pierna. Utiliza otras partes de tu cuerpo para tocar cosas: tu antebrazo, tus pies descalzos, tu cuero cabelludo.

Sal y siente la suave brisa contra tu piel. La mitad de nuestras terminaciones nerviosas están en la cara, en los pies y en las manos.

Ver

Haz un paseo por una ruta que conozcas. Fíjate en qué notas ahora que lo estás haciendo de manera consciente. Elige un color. Mira a tu alrededor mientras caminas y observa qué cosas ves de ese color. ¿Puedes detectar esos objetos sin tener que etiquetarlos inmediatamente? ¿Puedes ver un árbol sin pensar «árbol»? Quédate quieto un momento. Sin mover la cabeza, toma consciencia de tu visión periférica. ¿Hasta dónde te alcanza la vista a derecha e izquierda? Mira algo cerca de ti. Obsérvalo aún más detalladamente. (Si usas gafas de leer, póntelas.) Ahora mira a lo lejos, ¿hasta dónde ves? ¿Has notado algo nuevo?

Escuchar

Simplemente, escucha. ¿Qué oyes? Sé consciente de los sonidos que te rodean. Quizá el sonido de las agujas de tu reloj de pulsera. Tápate los oídos con los dedos cuidadosamente y escucha los sonidos dentro de tu cuerpo. ¿Puedes oír tu respiración? ¿Tu corazón? ¿Tu estómago? Con un bolígrafo golpea suavemente diferentes objetos para escuchar su sonido. ¿Puedes oír el sonido del tráfico? ¿Son coches, camiones o bicis? A lo mejor oyes la tele del piso de al lado o una lavadora en la distancia. O el sonido de los pájaros cantando. Aísla un sonido y céntrate en él. Interésate por sus características, su frecuencia, qué sientes al oírlo. ¿Cuál es el sonido más fuerte que oyes? ¿Cuál el más suave? Pospón todo juicio sobre los sonidos que percibes. No son buenos o malos, simplemente son.

Encuentra tiempo para relajarte

Aunque existen muchas formas de relajarse, desafortunadamente mucho de lo que hacemos para conseguirlo tiene justo el efecto contrario. Piensa: ¿qué haces para relajarte al final de un día de trabajo? La mayoría vemos películas, jugamos a algo o interactuamos en redes sociales y seguimos así sobreestimulando nuestro sistema nervioso cuando más desesperadamente necesita descansar. Bebemos alcohol y comemos alimentos reconfortantes y caseros que añaden presión a varios sistemas corporales internos. No es de extrañar que tantos de nosotros durmamos mal y al día siguiente lleguemos al trabajo sintiéndonos agotados.

Lo cierto es que no se nos da demasiado bien no hacer nada. ¿Qué es lo que podemos hacer para mejorar?

En primer lugar, necesitamos destinar tiempo a la relajación, a, simplemente, ser. Si practicamos uno de los ejercicios de cinco minutos que presentamos a continuación, podemos cambiar mucho cómo nos sentimos, al permitir que nuestros cuerpos entren en un estado de restauración.

En segundo lugar, necesitamos cambiar lo que hacemos en el trabajo, en casa y cuando estamos fuera, para no sobreestimularnos demasiado. Y también para esto sugeriré algunas opciones prácticas y sencillas.

Ejercicios: Relajación de cinco minutos.

1. **Tensa y suelta**

   Túmbate en un lugar cálido y tranquilo. Mueve tu cuerpo desde los dedos del pie hasta la cabeza, tensando y relajando sistemáticamente todos los músculos. Tensa los dedos de los pies... y suelta. Tensa las piernas... y suelta. Cuando hayas acabado de tensar y relajar todo el cuerpo, simplemente quédate tumbado, con los ojos cerrados, observando tu respiración.

2. **Autosugestión**

   Túmbate en algún lugar cálido y tranquilo. Cierra los ojos. Repítete a ti mismo interiormente, en silencio: «Mis dedos de los pies se están relajando, mis dedos de los pies están relajados. Mis pies se están relajando, mis pies están relajados. Mis gemelos se están relajando, mis gemelos están relajados. Mis rodillas se están relajando, mis rodillas están relajadas...» Sigue subiendo por todo el cuerpo, acabando con «Mi cerebro se está relajando, mi cerebro está relajado».

3. **Escáner corporal**

   Tumbado de espaldas, traza mentalmente una línea alrededor de tu cuerpo y observa cómo se siente cada parte de él conforme lo haces (sin emitir juicios). Comienza por la parte de arriba de la cabeza y baja por tu lado izquierdo y luego sube por el lado derecho, para acabar donde comenzaste.

Sugerencias para un tiempo de descanso más reconstituyente

— Sustituye la TV por la lectura.
— Date un baño a la luz de las velas.
— Realiza algunos suaves estiramientos.
— Date un masaje o pídele a alguien que te lo dé.
— Dedica tiempo para cocinar sano y disfruta haciéndolo.

Maria Popova, de BrainPickings.org, se refiere a sus momentos de calma como «bolsillos de tranquilidad». ¿Cuáles son tus favoritos?

Hagas lo que hagas, hazlo con atención plena

Conforme aprendas a estar más relajado y más presente, irás descubriendo que incluso las acciones cotidianas pueden ser de otra manera. Así que, mañana por la mañana, cuando te laves los dientes, lávatelos de verdad. No de manera diferente, sino con conciencia. Presta atención al movimiento de tu mano, al cepillo y a la pasta de dientes cuando sale del tubo. Fíjate en el olor, en los colores, fíjate en el gusto y las sensaciones en y alrededor de tu boca. Intenta estar completamente ahí.

Si la cabeza se te va a tus pensamientos, vuelve tantas veces como haga falta a la sensación de cepillarte los dientes. Ahora piensa en otras tres cosas que puedes hacer hoy conscientemente: bebe un vaso de agua. Hazte una taza de té. Riega tus plantas. Conduce tu coche. Date una ducha. Friega los platos. Sal a correr. Nada de esto debería ralentizarte, sino ayudar a calmarte.

Camina

Esta sencilla actividad diaria, caminar con atención plena, aporta los beneficios del *mindfulness* y el ejercicio físico. En primer lugar, toma consciencia de tus pies en el suelo antes de comenzar a moverte. Balancéate hacia delante y hacia atrás y después de un lado al otro sobre las plantas. Toma consciencia de cómo están tus pies y sus dedos. Camina en línea recta unos cuantos pasos. Inspirando al levantar el pie derecho y espirando al volver a ponerlo en el suelo; primero el talón, luego los dedos del pie. Haz lo mismo con el pie izquierdo. Seguidamente, inhala al levantar un pie y exhala al levantar el otro. Da unos cuantos pasos arriba y abajo sintiendo los pies. Sé consciente de cómo tu cuerpo se mueve por el espacio. Camina durante diez minutos dejando de lado cualquier pensamiento sobre el destino. Siempre que tu mente se distraiga, vuelve a la sensación de tus pies, al movimiento de tu cuerpo y a las sensaciones de tu respiración.

Además de hacer algo, siéntate

A veces, al simple hecho de sentarse con consciencia y atención plena se le llama meditación. Pero a menudo esto nos resulta problemático, pues el significado de la palabra *meditación* y nuestras suposiciones y expectativas al respecto se convierten, irónicamente, en obstáculos para hacerlo. Así que no pienses demasiado en ello y simplemente siéntate. En una silla, en un cojín, de rodillas o con las piernas cruzadas. Siéntate con la espalda recta, el pecho hacia fuera y los hombros hacia atrás. Mete el estómago, para dar mayor sujeción a la parte baja de tu espalda. Siente tu respiración. Siente tu cuerpo. Y practica el arte de estar presente. Fíjate en esos pensamientos que aparecen como nubes en un cielo azul. Acéptalos y después déjalos marchar. Y si no lo logras, simplemente acepta eso también. Con el tiempo, notarás menos resistencia mental y cultivarás la paciencia. No es fácil, pero es sencillo. Durante toda una semana, intenta pasar cinco minutos al día sentado sin más. Entonces añade cinco minutos más, hasta que llegues a los veinte minutos en cada sentada. Tómatelo como la creación de tu músculo para la atención plena. Te maravillarán sus efectos.

Sigue funcionando

El nombre de mi negocio de *coaching* y entrenamiento es «Stillworks» —que significa «sigue funcionando»—, y durante casi veinte años me ha sorprendido el poder de la meditación, el yoga y la atención plena. En los últimos años, neurocientíficos e investigadores de todo el mundo han realizado una serie de importantes descubrimientos en relación al efecto de la meditación en nuestra fisiología.

A través de la meditación, el cerebro crece en zonas asociadas a la atención y al procesamiento de información sensorial. Otro inesperado resultado de la investigación muestra que también influye en la expresión de los genes implicados en la respuesta inmune, el metabolismo energético y la secreción de insulina. Más recientemente, se ha demostrado que la meditación mejora los telómeros que afectan al envejecimiento a nivel celular.

Así que, además de sentirte mejor, pensar mejor y disfrutar más de la vida, cuando meditas suceden otra serie de cosas muy prácticas en tu cuerpo.

Quédate quieto. Funciona.

Cosas a recordar

1. Haz de tu respiración tu compañero fiel.
2. Reconecta con tus sentidos.
3. Come con atención plena.
4. Camina con atención plena.
5. «Siéntate sin más» una vez al día.
6. Escucha más.

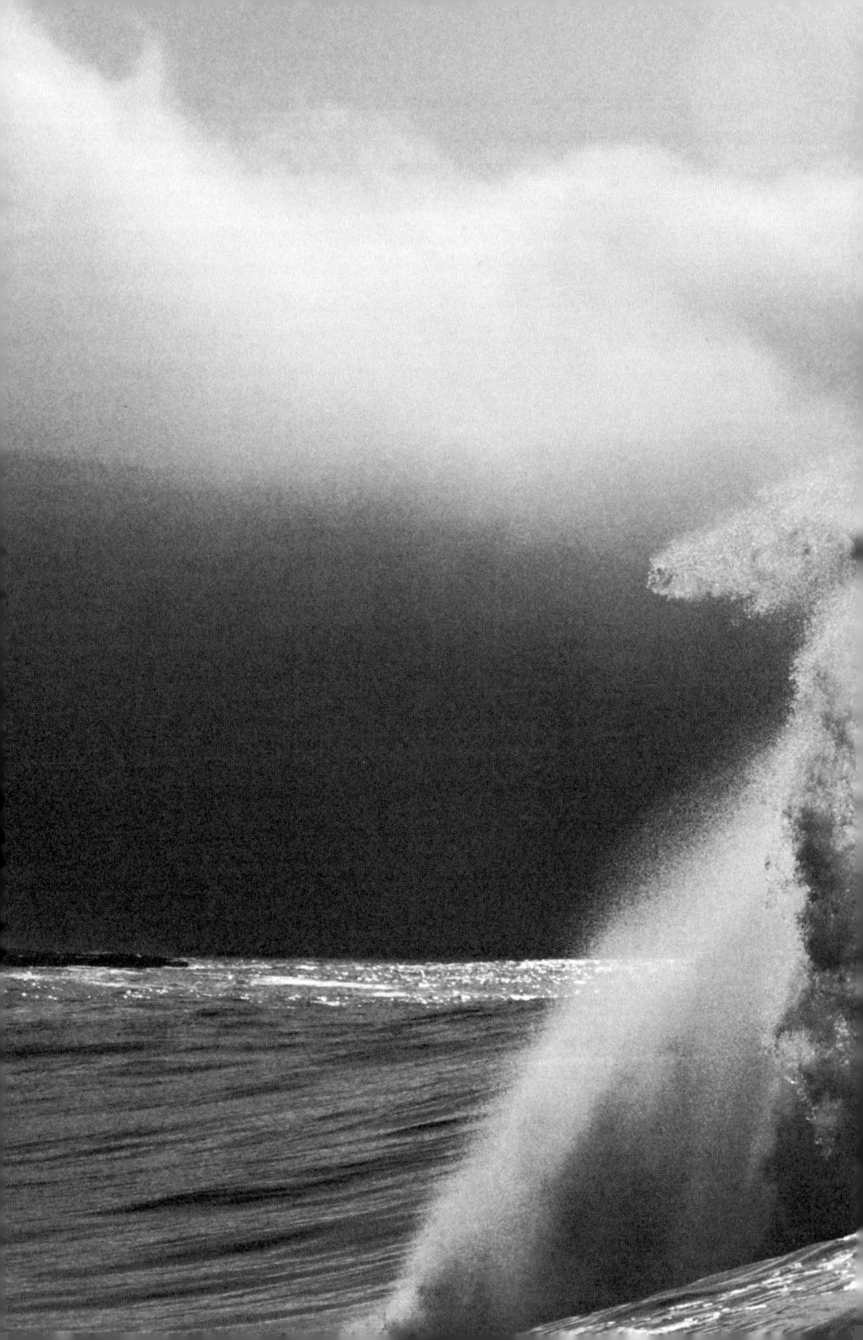

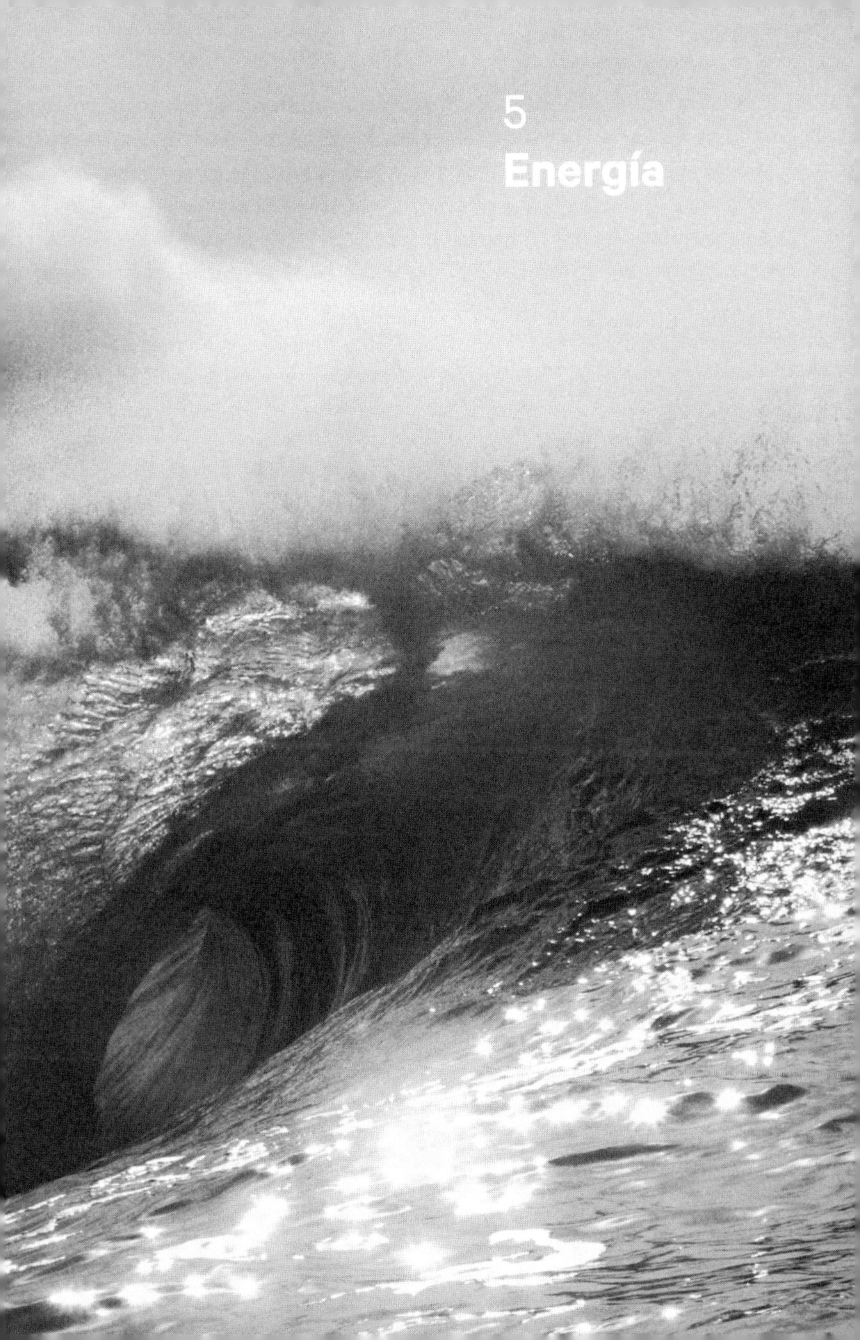
5
Energía

«La diferencia entre un hombre y otro no es la pura habilidad..., es energía.»

Thomas Arnold

El mundo padece una crisis energética. Nos estamos quedando sin combustibles fósiles y nos movemos demasiado despacio hacia los sostenibles. Y, aun así, tendemos a pasar por alto nuestra propia crisis personal de energía. Nos decimos a nosotros mismos que no es nada que no pueda arreglar un café con leche, una chocolatina o una lata de Red Bull..., ¿no?

¿Es tu vida sostenible?

Puedes tener la mejor de las intenciones, una mente maravillosa y excelentes consejos sobre qué hacer e incluso sobre cómo hacerlo, pero sin la energía necesaria, fracasarás.

¿A qué me refiero con energía? ¿Son las calorías que consumimos con la comida y la bebida? ¿Es la energía que gastamos a través del ejercicio físico? ¿O pensando demasiado? ¿O discutiendo? ¿La podemos reponer por medio del sueño y el descanso? ¿Es algo químico o es algo más sutil? ¿Nuestro estado emocional la afecta? Para mí, la «energía» es todo lo anterior. El combustible mental que nos permite pensar; el combustible físico que nos permite movernos; el combustible emocional que nos ayuda a motivarnos. Cómo dormimos, lo que comemos y bebemos, cómo nos relajamos y cómo nos sentimos afecta nuestros niveles de energía.

Para entenderlo mejor, veamos cómo es y qué se siente con la falta de energía.

¿Te reconoces a ti mismo en este ejemplo?

Richard es director creativo de una agencia de publicidad londinense. Se despierta a las 7.00 a. m., pero no se levanta de verdad hasta las 7:30 a. m. Dedica ese rato a procesar pensamientos sobre la jornada que le espera, las cosas que no hizo el día anterior, cuán cansado se siente y qué le duele. «Estoy agotado», es su primer pensamiento. Cuando finalmente consigue levantarse y ducharse, no sabe qué ponerse. Duda, murmura y se irrita porque la camisa por la que finalmente se decide no está lavada y se ha dejado una chaqueta en particular en la oficina. Para cuando baja a desayunar, ya va tarde para coger el tren. Agarra una barrita y se dirige a la estación. Los quince minutos de camino a pie están repletos de pensamientos negativos sobre el día que tiene por delante, y se siente culpable por haberse marchado de casa sin despedirse debidamente de su familia.

En el tren, lee el periódico gratuito y se fija en el anuncio de un competidor que es fastidiosamente bueno. Se deprime por la situación del mundo, según las páginas de noticias, y aún más por los resultados de su equipo de fútbol. Cuando llega a destino, está listo para darse la vuelta y meterse directo en la cama otra vez. «Para qué molestarme», es el pensamiento que domina su mente. En cuanto llega a la oficina, comprueba su correo electrónico y se siente desbordado por las muchas nuevas peticiones, que se suman a las que ya tenía. Entonces lo convocan a una reunión que dura dos horas y solo consigue estar atento bebiéndose tres capuchinos de la nueva máquina de café de la oficina, modelo último grito, y unas cuantas galletas que no están mal.

Llega la hora de la comida y aún no ha conseguido hacer nada de trabajo de verdad y se siente tan mal que decide seguir trabajando mientras come. Engulle un bocadillo al tiempo que responde correos electrónicos e intenta pensar en ideas para la reunión de la tarde, ninguna de las cuales le apasiona realmente.

Podría seguir... Richard lo está pasando mal. ¿Quizá tú también? No gestiona bien su energía y, como resultado, se siente estresado y ansioso. Al final del capítulo propondré un día diferente para Richard en el que cuide mejor de sí mismo y de su energía.

¿Qué te da energía?

Estas cinco cosas son clave para lograr mantener tus niveles de energía:

1. Duerme mejor.
2. Alimenta tu mente.
3. Muévete más.
4. Haz más pausas.
5. Sé positivo.

Vamos a repasar cada una de ellas para ver qué podemos hacer.

1. Dormir mejor

¿Perteneces a ese 70 % de personas que no duermen lo suficiente? Aproximadamente un tercio de nuestras vidas lo pasamos durmiendo, así que, ¿no valdría la pena que lo hiciéramos mejor?

Mientras dormimos, nuestro cuerpo y nuestra mente hacen cosas estupendas. Tan estupendas, de hecho, que los científicos más importantes del mundo aún no las entienden del todo. Veamos qué es lo que sabemos.

Cada noventa minutos, el cuerpo pasa por cuatro fases distintas de sueño de forma cíclica.

1. Quedarse dormido.
2. Sueño superficial.

3. Sueño de onda lenta.
4. Sueño REM.

En general, hay de cuatro a seis ciclos de sueño NREM (no-REM, las tres primeras fases) por noche, seguidos de intervalos de sueño REM. Mientras dormimos, los períodos NREM se vuelven más cortos y los períodos REM más largos. En promedio, pasamos un 20 o 25 % de la noche en sueño REM y hay estudios que demuestran que la falta de esta fase puede conducir a la depresión.

Y este no es el único problema que puede provocar la falta de sueño.

— **Efectos en tu cerebro:** afecta tu memoria, te vuelve más irritable, provoca que no puedas pensar bien y te hace más proclive a la depresión.

— **Efectos en tu corazón:** baja el ritmo de variabilidad de la frecuencia cardíaca, aumenta el riesgo de enfermedad cardíaca.

— **Efectos en tu cuerpo:** los músculos reaccionan lentamente, el control y la agudeza física se ven afectados, hay más dolor, mayor probabilidad de desarrollar diabetes de tipo 2.

Necesitamos aproximadamente una hora de sueño por cada dos horas en vela, aunque Cheri D. Mah, investigador del Laboratorio Clínico y de Investigación de Desórdenes del Sueño de Stanford (Stanford Sleep Disorders Clinic and Research Laboratory), ha concluido que dormir más es aún mejor. Mah pidió a los miembros del equipo de baloncesto de Stanford que durmieran diez horas por noche durante seis o siete semanas. Según un reportaje de *The New York Times*: «los jugadores no solo se sintieron con más energía y mejor humor, sino que sus velocidades al esprintar mejoraron y también lo hizo su puntería en tiros libres y triples».

Así que, ¿qué nos impide dormir bien?

— **Ruido:** sobre todo en las fases iniciales del sueño, cualquier ruido nos puede despertar. Conforme entramos en la fase de sueño ligero, una parte del cerebro llamado tálamo bloquea nuestros sentidos para que no nos despertemos tan fácilmente. Si vives en un lugar ruidoso, prueba a ponerte tapones.

— **Rutina:** si eres padre, sabrás lo importante que es la rutina para ir a dormir. El baño, el cepillado de dientes, el libro y la cama, por ejemplo. Crea tu propia rutina y conviértela en hábito. El capítulo 8 te puede resultar de ayuda en este punto.

— **Luz:** nuestro reloj biológico nos mantiene en sincronía principalmente mediante la luz. Nuestros ojos reaccionan a la luz y la oscuridad incluso estando cerrados. Oscurece tu habitación tanto como puedas o prueba a dormir con una máscara.

— **Estimulantes:** las bebidas con cafeína dificultan el quedarse dormido y pueden provocar un aumento del sueño ligero y una disminución del sueño profundo (si te apetece una «siesta de cafeína», ¡mira la siguiente sección!). El alcohol puede provocar que ronquemos más, algo que afecta nuestra respiración y la calidad del sueño.

— **Pensar:** ¿te suena eso de estar echado, dándole vueltas a todo? Aprender a desconectar mediante la relajación y dejar que los pensamientos se marchen es esencial para poder dormirse con más facilidad. Con un poco de suerte, conforme aprendas a respirar mejor y gestionar mejor tu vida, cada vez te resultará más fácil. Si tu cabeza no deja de pensar, prueba a escribir cosas; a mí me ayuda tener siempre un cuaderno y un boli junto a mi cama.

Incluso si duermes lo suficiente por la noche, tener sueño entre la 1:00 p. m. y las 3:00 p. m. es normal. Aunque en la cultura del norte de Europa, como la mía, no cabe una siesta larga, cada vez está más comprobado que echar una cabezadita hace que tengamos más energía por la tarde y propicia un aumento de la productividad.

Una siesta energética de entre diez y veinte minutos es revitalizante, pues te despiertas antes de entrar en la fase de sueño profundo. Beber café antes de esta siesta hace que nos despertemos justo cuando la cafeína entra en acción. Este truco va muy bien si tienes muchas horas de viaje en coche por delante y necesitas recargar pilas rápidamente.

Una siesta más larga, de noventa minutos (un ciclo de sueño completo) es la mejor forma para ponerte al día con las horas de sueño perdidas, sobre todo si te la echas después de comer. Si has probado a hacer una siesta y descubres que te sientes peor, puede que necesites ajustar el tiempo, tal como detallo más arriba. Existe incluso una aplicación de iPhone —Power Nap— que ajusta tu siesta a tus ritmos de sueño. Es de los mismos diseñadores que lanzaron la famosa aplicación Sleep Cycle. Salvador Dalí estaba obsesionado con el potencial creativo del sueño. Se iba a dormir con una cuchara en la mano y un plato de hojalata en el suelo, delante de él. Cuando se quedaba dormido, la cuchara caía en el plato, lo cual provocaba que se despertara rebosante de nuevas ideas.

Otros famosos amantes de la siesta:

— *Leonardo da Vinci* hacía varias siestas al día y dormía menos por la noche.
— Al parecer, a *Thomas Edison* le avergonzaba su hábito de hacer la siesta, pero, aun así, la hacía cada día.
— *Eleanor Roosevelt* hacía la siesta antes de dar una conferencia para obtener un subidón de energía.
— *John F. Kennedy* comía en la cama y luego hacía la siesta.

— *John D. Rockefeller* hacía la siesta cada tarde en su oficina.
— *Winston Churchill* consideraba que su siesta vespertina le ayudaba a hacer el doble de cosas cada día.

2. Alimenta tu mente

Aunque no soy nutricionista, creo que vale la pena apuntarse esta lista de «Los diez mejores alimentos para la mente» de la web de la BBC.

1. Cereales integrales
2. Pescado azul/semillas de lino
3. Arándanos
4. Tomate
5. Algunos tipos de vitamina B (B6, B12 y ácido fólico)
6. Grosellas
7. Semillas de calabaza
8. Brócoli
9. Salvia (¡Cumple lo que dice! [NdT: en inglés, *sage* quiere decir salvia y sabio])
10. Frutos secos

Los cereales integrales con un bajo índice glucémico que liberan glucosa lentamente al flujo sanguíneo, como el pan de germen de trigo y semillas, la avena, el arroz y la pasta integral, proporcionan al cerebro un aporte extra de energía a través de la glucosa. Los ácidos grasos esenciales y las vitaminas son vitales para el saludable funcionamiento del cerebro. Diferentes investigaciones han demostrado que nutrientes como estos pueden ralentizar el envejecimiento del cerebro, mejorar la agilidad mental y reducir la pérdida de memoria.

Así que, la próxima vez que estés alimentando tu mente con la lectura y el estudio, no te olvides de tomar también un tentempié saludable para el cerebro.

Si te cuesta dejar el picoteo poco saludable, ¿por qué no pruebas esto? El investigador Brian Wansink descubrió que «es tres veces más probable que te comas lo primero que ves en el armario que lo que ves en quinto lugar». Así que ¡coloca las cosas poco saludables al fondo! O no las compres.

Ni en sueños se te ocurriría tener plantas y no regarlas y, sin embargo, a menudo te olvidas de regarte a ti mismo. Dado que tu cuerpo está compuesto en un 60 o 70 % por agua, quizá es el momento de cuidar igual de bien de tu jardín interno. La Clínica Mayo estadounidense recomienda más o menos tres litros de agua diarios para los hombres y 2,2 para las mujeres. La deshidratación no solo provoca sed, sino que también afecta cómo piensas. Beber agua te puede ayudar a comer menos y controlar tu peso. Tu sangre y tus células llevan más oxígeno cuando están bien hidratadas, ¡lo cual significa que tienes más energía! Tu cerebro trabaja mejor y tu piel tiene mejor aspecto.

¿Estás bebiendo suficiente agua?

Receta de bebida energética

El primero en hablar de la bebida energética fue el Dr. Kamlesh, un médico ayurvédico. Recomienda tomar esta nutritiva bebida como desayuno. Las almendras son excelentes para el cerebro. Las frutas secas te aportarán energía para toda la mañana. Al ponerlas en agua mantienen sus cualidades y se vuelven fáciles de digerir.

Ingredientes: 5 almendras, 1 higo seco grande, 1 o 2 dátiles (si es posible, de la variedad Medjoul); unos cuantos frutos secos (por ejemplo, anacardos o pistachos), unos hilos de azafrán, unas gotas de agua de rosas.

Instrucciones: pon a remojar las almendras en un cuenco la noche anterior y el resto de los ingredientes por separado. Por la mañana, pela las almendras (el haberlas puesto en remojo lo facilitará). Saca el hueso de los dátiles y mézclalos con todos los ingredientes, añadiendo el azafrán, el agua de remojo y más agua si necesitas ajustar la consistencia (debería quedar bastante espeso). Añade unas gotas de agua de rosas antes de servir.

3. Muévete más

Muchas zonas del cerebro se iluminan durante y tras el ejercicio físico. No es casualidad que algunas de nuestras mejores ideas se nos ocurran mientras corremos, vamos en bici o damos un largo paseo.

«Cuando hacemos ejercicio, la presión arterial y el flujo sanguíneo aumentan en todo el cuerpo, incluido el cerebro», escribe en la revista *Scientific American* Justin Rhodes, profesor asociado de Psicología de la Universidad de Illinois. «Más sangre significa más energía y oxígeno, lo cual hace que tu cerebro funcione mejor.»

En *En forma* [*On form*], Jim Loehr y Tony Schwartz revelan que la aseguradora Canada Life Assurance Company comprobó que durante un programa de entrenamiento físico, un 63 % de los participantes afirmaron sentirse físicamente más relajados, menos cansados y más pacientes durante la jornada laboral. Un 47 % señaló estar más atento, tener mejor relación con sus supervisores y compañeros de trabajo y disfrutar más de este último.

Así que no te sientes, muévete. «Hacer ejercicio reduce el riesgo de depresión», en palabras de la neurocientífica e investigadora Maria Lindskog.

Gretchen Reynolds, que escribe en el blog Well de *The New York Times*, decía en una entrevista para la revista *Time*: «Los primeros veinte minutos de movimiento son los más beneficiosos para la salud. Veinte minutos al día marcan la diferencia a nivel de salud y reducen radicalmente el riesgo de todo un abanico de enfermedades, sobre todo la diabetes, enfermedades cardíacas y la demencia, así como el cáncer». Si corres, vas en bici, caminas, practicas yoga o cualquier otra cosa, recuerda que no necesitas hacerlo durante horas para que sea efectivo. Si el ejercicio no nos desalienta, es más probable que se convierta en hábito.

Aquí tienes tres formas de moverte sin demasiado esfuerzo:

1. **Sube por la escalera**; dile adiós al ascensor.
2. **Camina más**; ¿por qué no hacer las reuniones caminando?
3. **Pasa más tiempo levantado**; ¿has probado un escritorio para trabajar de pie?

4. Haz más pausas

A veces, la mejor manera para avanzar es pararse. Descansar es la mejor forma de restaurar los niveles de energía. Igual que con los ciclos de sueño de noventa minutos, durante el día también tenemos ciclos de noventa minutos. Si no descansamos cada noventa minutos, nuestros niveles de energía se agotan.

Deja de trabajar hasta tarde

Llega pronto. Vete a la hora. Deja de ser un mártir. Trabajar hasta tarde significa que estás sacrificando tu mejor trabajo por el peor. Cuando nació mi primer hijo, empecé a salir del trabajo a la hora. ¡Y después de una semana me di cuenta de que no había pasado nada terrible!

Deja de glorificar el estar ocupado

Estar ocupado es malo para el negocio. Y la glorificación del «estar ocupado» es mala para la vida. Estar ocupado puede ser una buena manera de hacer como que trabajas, cuando en realidad estás pasando el rato. Tus mejores ideas no surgen cuando estás ocupado. La próxima vez que vayas a decir: «Estoy demasiado ocupado», para y respira hondo. A menudo, con la sensación de estar ocupados en realidad tratamos de evitar algo. Es una forma de distraernos de algo que nos incomoda. Quizá estás ocupado obviando el hecho de que ya no te gusta lo que haces. Cuando encuentras tu auténtica pasión y tienes mucho que hacer, te sientes eufórico, no «ocupado».

Deja de hablar

Hablar demasiado es una de las mejores formas de malgastar energía. En los retiros de yoga es habitual pasar largos períodos en silencio. Además de permitir la introspección, uno comienza a darse cuenta de lo a menudo que hablamos para rellenar situaciones socialmente incómodas. Intenta decir un poco menos y con más significado.

Deja de pensar

Todos tenemos miles de pensamientos cada día. ¿Cuántos puedes recordar? ¿Cuántos de ellos son recurrentes, inútiles o incluso dañinos?

Como dice el budista tibetano Sogyal Rinpoche: «Nuestro problema es que nos hemos excedido pensando. El resultado es enfermedad mental e incluso física. Muchos doctores tibetanos destacan la prevalencia en el mundo moderno de problemas causados por la perturbación del prana o aire interior, consecuencia de un exceso de agitación, preocupación, ansiedad —y pensamiento— además de la velocidad y la hostilidad que dominan nuestras vidas. Lo que realmente necesitamos es, simplemente, paz. Por eso sentarnos, aunque sea un momento, inspirar y espirar y dejar que los pensamientos y las emociones se calmen nos proporciona un maravilloso descanso.»*

Las palabras y los pensamientos innecesarios son como un grifo que gotea. El grifo no parece estar perdiendo mucha agua, pero después de un día el suelo está inundado, y tras un día de hablar y pensar demasiado, generalmente nos sentimos agotados. Intenta traspasar tu atención de los pensamientos a la respiración. Fíjate en las pausas entre tus respiraciones. Conforme tu respiración se ralentiza, también lo hace tu mente. Si tus pensamientos están ganando la partida, prueba a fijarte en las pausas entre ellos y préstales un poco más de atención. Observa los huecos. Ahí es donde encontrarás siempre algo de calma.

*Fuente: el blog AlwaysWellWithin.com de Sandra Pawula.

5. Sé positivo

Al referirse a su libro *Positivity* [Positividad], la doctora Barbara Fredrickson dice que «la negatividad genera emociones negativas y perjudiciales para la salud —como la ira, el desprecio y la depresión— que se filtran a todo el cuerpo. Puedes sentir esa amargura que fermenta y te corroe el estómago, elevando tu presión arterial y convirtiendo en piedra los músculos de tus hombros y tu cuello».

Un índice de positividad de tres emociones positivas por cada emoción negativa parece ser el punto a partir del cual las personas pueden conseguir muchas más cosas de las que creen. La lista de emociones positivas de Barbara Fredrickson incluye la gratitud, la serenidad, el interés, la esperanza, el orgullo, la diversión y la inspiración.

Cuanto más tiempo pasas fijándote y apreciando estas emociones, más probable es que mantengas tus niveles de energía. Sin embargo, tu cerebro está programado para absorber las experiencias negativas más fácilmente que las positivas.

Por tanto, para combatir este «sesgo negativo», el neuropsicólogo Rick Hanson recomienda saborear las experiencias positivas durante al menos quince o veinte segundos, para que calen más profundamente en nuestra memoria.

Por último, no olvides el poder de la música. Nada puede animarte más que la canción adecuada. Este libro no existiría sin The Black Keys, Radiohead, Grizzly Bear y The National (para ayudarme a seguir adelante) y Joan As Police Woman, Lou Rhodes y Joni Mitchell (para ayudarme a estar tranquilo). ¿Qué música te alimenta y te sustenta?

¿Un día mejor?

Volviendo al comienzo del capítulo, veamos cómo sería el día de Richard si siguiera algunas de estas recomendaciones:

La alarma suena a las 6:30 a. m., no a las 7:00 a. m. Richard se levanta y se va directo a la ducha. Se pone la ropa que preparó la noche anterior y se dirige al piso de abajo. Tras un tazón de agua caliente con una rodaja de limón para poner en marcha su sistema digestivo, se sienta y respira con atención plena durante cinco minutos para centrarse. Se prepara un saludable desayuno a base de gachas con frutos secos y semillas y una taza de té. Pregunta a su mujer y a sus hijos qué harán durante el día. Al salir de casa piensa: «Qué agradecido estoy.»

Camina con atención consciente hacia la estación, fijándose en sus pasos e interiorizando todo lo que ve, huele y oye a su alrededor. Durante el viaje en tren, escucha uno de sus podcasts de humor favorito y llega al trabajo pronto y de buen humor. Se toma descansos con regularidad durante la mañana para estirar, caminar, respirar y beber agua. A la hora de la comida, sale fuera para dar un paseo con atención plena antes de parar para comer algo ligero en algún lugar. Durante la tarde hace pausas de cinco minutos cada hora para mantener su energía y poder hablar sobre temas complicados de forma más empática.

Se va del trabajo a las 6:00 p. m. (¡si la agencia quiere que dé lo mejor de sí mismo necesita descansar!). Evita el periódico en el tren y, en su lugar, lee una nueva revista especializada que le han recomendado.

Llega a casa a las 7:00 p. m. y se toma cinco minutos para relajarse en su habitación, antes de cambiarse de ropa y dedicarse a su familia durante la cena.

Después de leerles un par de cuentos a sus hijos, antes de dormir, ve un episodio de su serie favorita de Netflix con su mujer.

Para prepararse para una noche de sueño de calidad, se toma un largo baño a la luz de las velas y luego lee un rato en la cama antes de apagar la luz. Recuerda algo por lo que se siente agradecido y respira profundamente para relajarse y dormir bien.

Cosas a recordar:

1. Duerme bien.
2. Come bien.
3. Bebe agua con regularidad.
4. Haz ejercicio tres veces a la semana durante al menos veinte minutos.
5. Descansa más.
6. Fíjate en las cosas positivas.

Ejercicio de respiración 1: *Kapalabhati*

Kapalabhati (significa, literalmente, «cráneo brillante») son espiraciones rítmicas con un efecto de bombeo que limpian los pulmones de aire viejo, estimulan el sistema nervioso y liberan tensión.

Siéntate en una silla o con las piernas cruzadas y la espalda recta.

Inspira y espira tres veces profundamente para prepararte. Entonces mete el estómago hacia dentro con fuerza al espirar. Repítelo una vez por segundo para coger el ritmo. No aguantes la respiración. Inspirarás entre espiraciones, pero de manera inconsciente. Concéntrate únicamente en las espiraciones bruscas. Si te resulta difícil, intenta colocar la mano en tu estómago y presiona suavemente con cada exhalación. Puede que los músculos de tu estómago tarden en reaccionar con la suficiente rapidez. Este ejercicio solo es posible una vez que se domina el ejercicio de respiración con el estómago del capítulo 1.

Comienza con veinte bombeos y luego respira profundamente y aguanta la respiración, si puedes, durante treinta segundos. Esto es una vez. Repítelo tres veces. Puedes aumentar las repeticiones de veinte a treinta, a cuarenta, a sesenta. También puedes aprender a aguantar la respiración por más tiempo. Aun así, no seas muy competitivo. El progreso lento pero seguro es el mejor.

Ejercicio de respiración 2: Saludo al sol

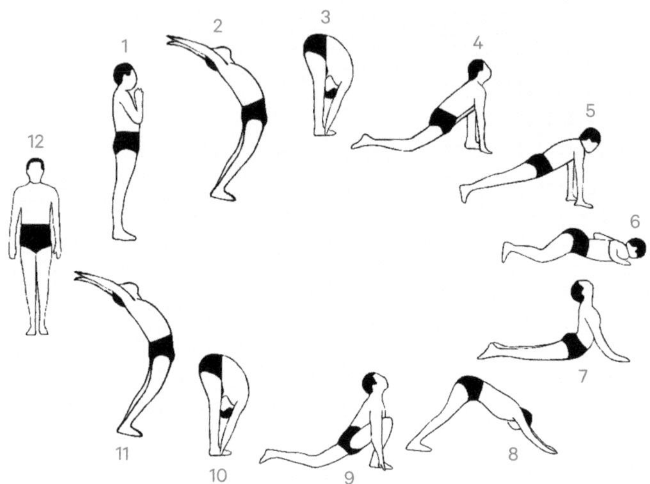

Con el saludo al sol utilizamos el 95 % de nuestros músculos. Si lo hacemos de forma fluida con la respiración, es la manera perfecta de energizarse.

Un saludo al sol completo consta de dos series, la primera con el pie derecho delante en las posiciones 4 y 9, y la segunda con el pie izquierdo delante. De las posiciones 3 a la 10, mantén las manos en el mismo lugar e intenta coordinar tus movimientos con tu respiración. Comienza practicando cuatro veces y aumentando gradualmente hasta doce.

1. Mantente de pie con los pies juntos y las manos en posición de oración frente al pecho. Asegúrate de que tu peso está bien distribuido. Exhala.

2. Inspirando, estira los brazos hacia arriba y arquéate hacia atrás desde la cintura, empujando con las caderas hacia fuera, con las piernas rectas. Relaja el cuello.

3. Espirando, dóblate hacia adelante y empuja con las palmas hacia abajo, con las puntas de los dedos de las manos alineadas con las de los pies. Dobla las rodillas si te hace falta.

4. Inspirando, lleva la pierna izquierda (o derecha) hacia atrás y apoya la rodilla en el suelo. Arquéate hacia atrás y mira hacia arriba, levantando la barbilla.

5. Aguantando la respiración, lleva la otra pierna hacia atrás y sujeta tu peso con manos y dedos de los pies.

6. Espirando, baja las rodillas, después el pecho y luego la frente, manteniendo las caderas arriba y los dedos de los pies doblados hacia dentro.

7. Inspirando, baja las caderas, estira la punta de los dedos del pie y dóblate hacia atrás. Mantén las piernas juntas y los hombros hacia abajo. Mira hacia arriba y hacia atrás.

8. Espirando, dobla los dedos de los pies hacia dentro, levanta tus caderas y pivota en forma de V invertida. Intenta llevar los talones y la cabeza hacia abajo para mantener los hombros atrás.

9. Inspirando, da un paso hacia delante y coloca el pie izquierdo (o derecho) entre tus manos. Coloca la otra rodilla en el suelo y mira hacia arriba, como en la posición 4.

10. Espirando, lleva la otra pierna hacia delante y dóblate desde la cintura, manteniendo las palmas como en la posición 3.

11. Inspirando, estira los brazos hacia delante, luego hacia arriba y luego hacia atrás por encima de tu cabeza, y dóblate hacia atrás lentamente desde la cintura, como en la posición 2.

12. Espirando, vuelve lentamente hacia la posición vertical y baja los brazos a lo largo del cuerpo.

Esto lo aprendí en el **Centro Internacional Sivananda Yoga Vedanta** (que también ha compartido conmigo tan amablemente el diagrama del saludo al sol). En Sivananda.org podrás acceder a excelente material de yoga. También hay demostraciones en vídeo en **DoBreathe.com.**

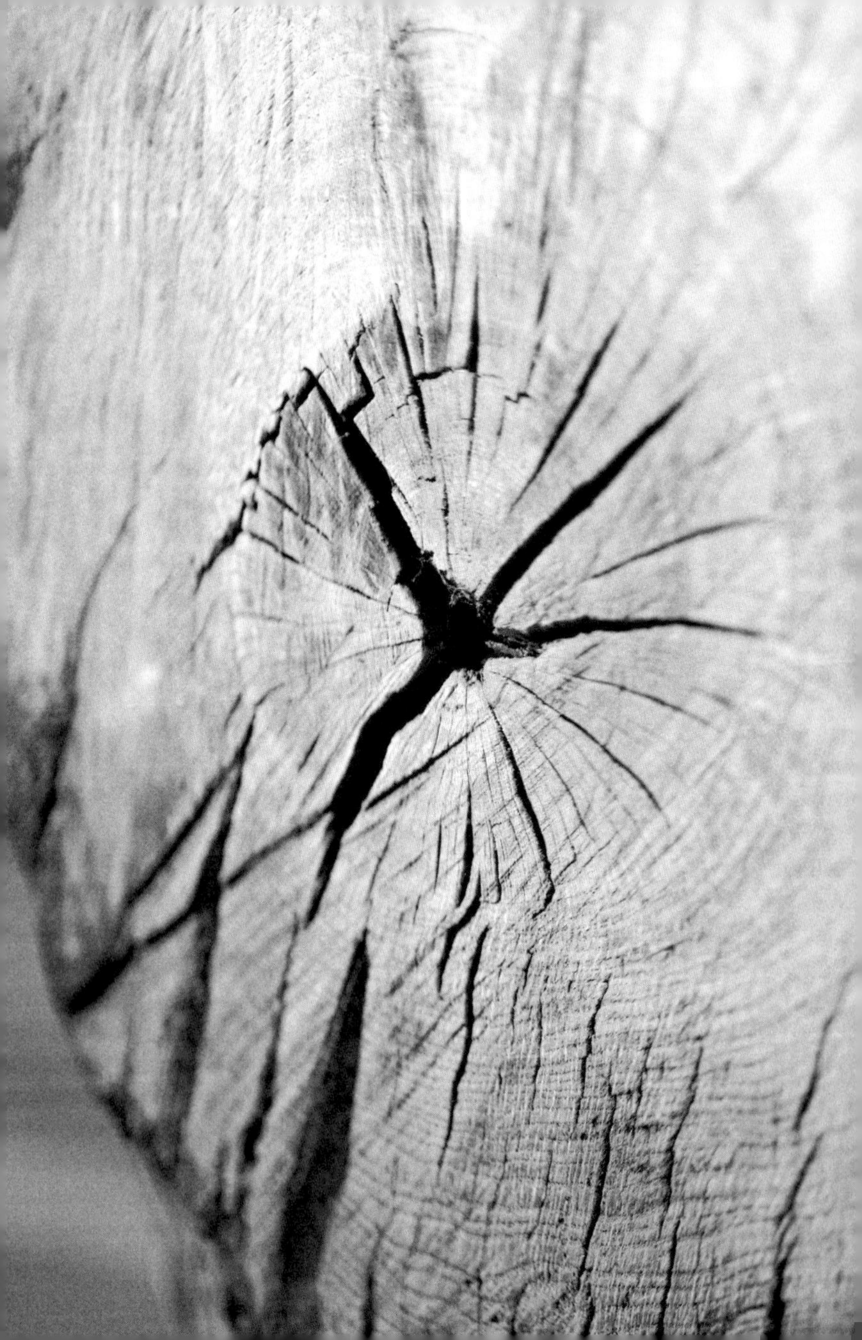

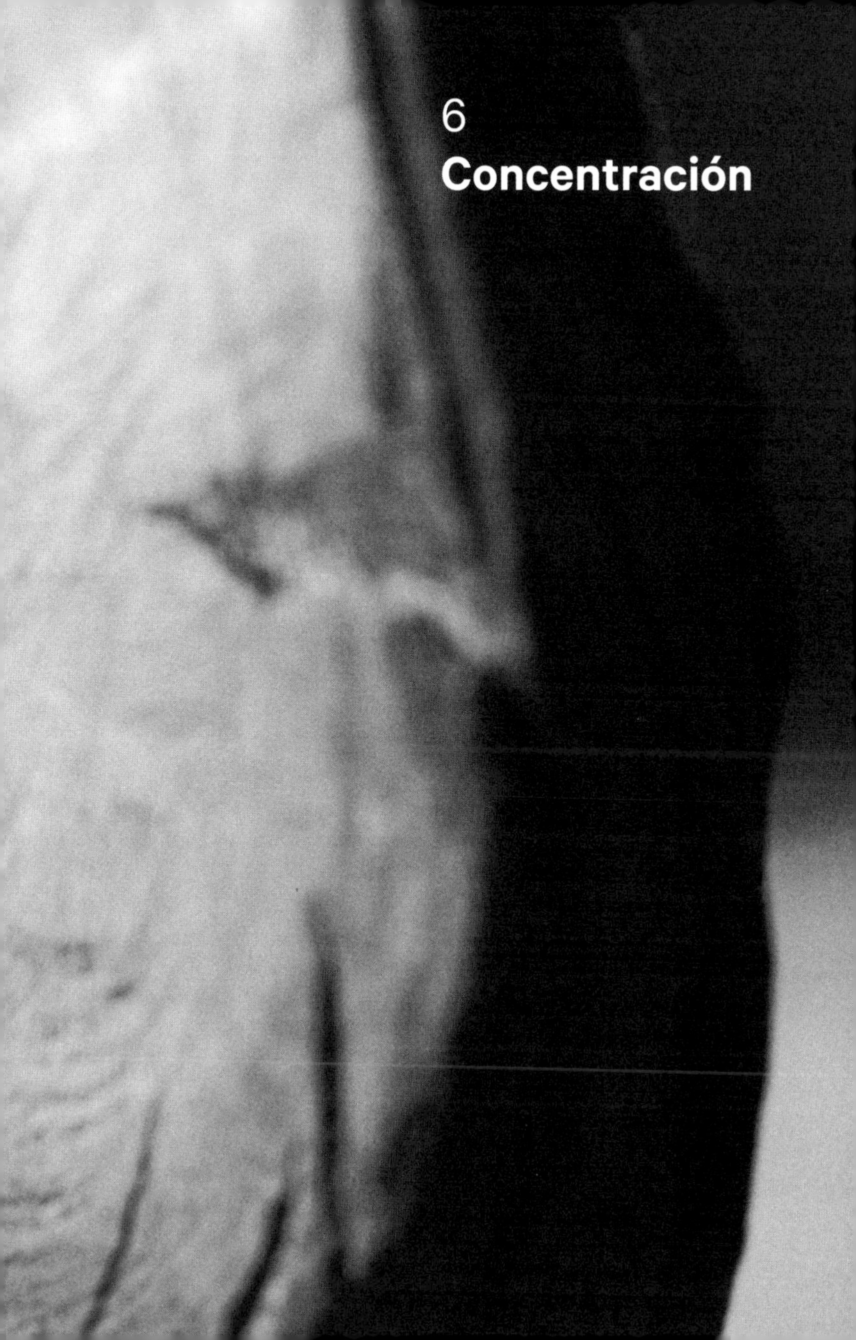
6
Concentración

«Haz lo que puedas,
con lo que tienes,
donde estés.»

Theodore Roosevelt

Entonces nos hemos vuelto más conscientes en nuestra vida diaria y hemos aumentado nuestras reservas de energía; ahora veamos dónde ponemos nuestra atención y dónde nos puede ayudar la respiración a concentrarnos.

A menudo creemos que la concentración es la capacidad de mantener nuestra atención en una cosa. Sin embargo, el auténtico poder de la concentración surge cuando aquello en lo que nos concentramos va acorde con una visión más amplia de hacia dónde queremos ir y el propósito. Así que, cuando te concentres en una cosa, asegúrate de que es la correcta. No serviría de nada subir por una escalera si está apoyada en el edificio equivocado.

Preguntado por su relación con Linda, su mujer, Paul McCartney contestó: «yo soy el gran angular y ella es el *zoom*». Para mí, «concentrarse» es ambos. La capacidad de hacer *zoom* en una tarea en particular y también de interiorizar la panorámica al mismo tiempo. Lo podríamos llamar concentración informada, una concentración intencional frente a una obsesiva y estrecha de miras. Este lado negativo de la concentración, cuando nos obsesionamos con un videojuego, por ejemplo, se llama hiperconcentración. Veamos si puedes desarrollar una concentración más saludable.

¿Qué es lo que te importa?

Cuando le preguntaron al diseñador Frank Chimero «¿Cómo te mantienes centrado (en el trabajo, los sueños, las metas, la vida)?», su respuesta fue simple: «Haces una cosa después de la otra.» En su blog 43 Folders [43 carpetas], Merlin Mann, escritor, conferenciante y protagonista de mi podcast favorito, Back to Work (De vuelta al Trabajo), lo explicaba con lo que llamaba «Paso Cero: Primero, te tiene que importar.»

Si te distraes con facilidad, quizá hay una buena razón para ello. Tal vez no estás haciendo lo que realmente quieres. Así que, antes de centrarte en algo, pregúntate a ti mismo: ¿realmente me importa esto?

Una forma de descubrir cuánto te importa algo es preguntarte a ti mismo: «¿En qué dejaría de centrarme para hacer esto?» Quizá para centrarte más necesitas «descentrarte» y dejar otras cosas. ¿Qué pondrías en tu lista de «no hacer»?

Como dice Mann: «Aprópiate de tus distracciones, oponte a medidas complicadas y a medio camino y ni por un minuto creas que los sistemas de productividad, los bolígrafos espaciales o una aplicación de escritura que emite música *New Age* mientras miras a una página en blanco en modo pantalla completa te enseñarán algo sobre cómo hacer que las cosas te importen. Eso es cosa tuya. Así que, primero: te tiene que importar. Luego, como descubrirás inevitablemente y con alegría, todo eso de "centrarse" se arregla de forma peculiar y por sí solo.»

Pero seamos sinceros. La mayor parte del tiempo nuestra mente está totalmente dispersa. Y hace mucho tiempo los yoguis ya sabían todo sobre eso.

El estado mental del yogui

La palabra *yoga* se refiere tanto al objetivo (la realización personal) como a la forma de llegar hasta él (los ejercicios).

Según los *Yoga sutra* de Patanjali, uno de los textos antiguos clave, el objetivo del yoga es «parar la mente»: *Yoga chitta vritti nirodha.* En ese camino, Patanjali habla de cinco estados mentales. Miles de años después, creo que todavía podemos identificarnos con ellos.

1. **Disperso** (*kshipta*): te sientes alterado, inquieto y afligido. Tu mente se desvía constantemente. Es el estado más desagradable en el que encontrarse.
2. **Desanimado** (*mudha*): te sientes desanimado, deprimido y olvidadizo. No quieres hacer nada y te la pereza te domina.
3. **Distraído** (*vikshipta*): solo te puedes concentrar por cortos períodos de tiempo. Esta es la mente del mono o mente ruidosa. Aquí es donde pasamos la mayor parte del tiempo.
4. **Concentrado** (*ekagrata*): tu mente va en una dirección, centrada, concentrada. En este estado, las actividades internas y externas ya no son una distracción. La mente está totalmente presente y en el momento.
5. **Control** (*nirodhah*): has controlado tu mente y encontrado la quietud interior. No se diferencia mucho del estado «fluido» del que hablamos en el siguiente capítulo.

Todos los consejos de este libro están dirigidos a sacarte de los tres primeros estados y llevarte a los más centrados y armoniosos con las herramientas que necesitas para recorrer ese camino.

Cómo la meditación mejora la concentración

Uno de los ejercicios fundamentales para mejorar tu concentración es la meditación. Richard Davidson, neurocientífico de renombre mundial de la Universidad de Wisconsin-Madison, dice que hay dos beneficios clave desde el punto de vista científico en la práctica de la meditación:

1. Fortalece la capacidad del cerebro para pasar de un foco de atención a otro.
2. Mejora la capacidad de la mente para resistir distracciones.

Estos son aspectos esenciales para lograr el autocontrol y volverse más centrado. Al final de este capítulo hay un sencillo ejercicio de respiración que te lleva a ese estado meditativo más centrado.

«Si te sientas y observas, te darás cuenta de lo inquieta que está tu mente», le dijo Steve Jobs a su biógrafo Walter Isaacson. «Si intentas calmarla, la cosa empeora, pero con el tiempo lo logras y entonces hay espacio para oír cosas más sutiles. Ahí tu intuición comienza a florecer y empiezas a ver las cosas más claras y a estar más en el presente. Tu mente simplemente se ralentiza y el momento se expande de forma extraordinaria. Ves mucho más de lo que podrías haber visto antes. Y se trata de disciplina; tienes que practicarlo.»

Personalmente, he podido comprobar que hay una relación simbiótica entre mi práctica de la meditación y lograr ser más organizado y centrado en el día a día. Conforme más he meditado, más organizada se ha vuelto mi vida, lo que, a su vez, ha ayudado a mi meditación.

El director de cine Martin Scorsese dice esto sobre su experiencia con la meditación: «Durante los últimos años he practicado la meditación. Es difícil describir el efecto que ha tenido en mi vida. Puedo citar, si acaso, unas pocas palabras: calma, claridad, equilibrio y —a veces— entendimiento. Ha marcado una diferencia.»

Tanto si te gusta la idea de la meditación como si no, es sin duda una buena idea en caso de que quieres centrarte más y ser más eficaz.

¿Hacerlo más difícil o más fácil?

Una de las mejores formas para reducir las distracciones diarias es complicar lo que no quieres hacer y hacer más fácil aquello en lo que te quieres concentrar. En el capítulo 2 recomendaba apagar las notificaciones del móvil y el ordenador; también se pueden ocultar las aplicaciones que más te distraen en carpetas. No más timbres pavlovianos para tentar nuestra hambre de distracción. En el capítulo 5 hablaba de colocar la comida menos saludable al fondo del armario y la más sana delante. Para concentrarnos, a veces necesitamos aislarnos de tantas cosas como podamos. Fuera de la vista, fuera del alcance: de tu teléfono, de tu ordenador, de tu mente y del lugar en el que estés. Envía a tu cerebro una señal de que es el momento de concentrarse, colocándote los auriculares y escuchando tus canciones favoritas para situarte. (A no ser que ya domines tu hábito de meditación y no necesites estos trucos.)

No malgastes tus días

Todos malgastamos nuestro tiempo. Desde minutos a horas y días. Y tú, ¿estás malgastando tu tiempo? ¿Acaso eres consciente de cómo lo estás consumiendo ahora?

1. **Controla tu tiempo**. Durante un par de semanas, apunta en tu diario lo que estás haciendo cada media hora. Comienza a llevar un diario. Sé sincero. Es la única manera de descubrir la realidad presente de tu vida. Yo utilizo la aplicación Rescue Time (Mac) para monitorizar cómo invierto mi tiempo con el portátil.

2. **Analízalo**. Crea categorías clarificadoras y súmalo todo. Sé tan específico o tan genérico como creas necesario. Realmente depende de tu trabajo y de lo que haces cada día y de lo que quieras cambiar.

3. **Planifica tus nuevas jornadas**. Una vez hayas digerido completamente tu realidad presente, la podrás planificar mejor. No hay una forma correcta y otra equivocada, sino aquello que te acerca a donde quieres estar.

Algunos consejos sobre cómo concentrarse mejor en el trabajo

Dustin Moskovitz, cofundador de Facebook y de Asana, aplicación para la gestión del trabajo en equipo, de la que también es CEO, mantiene su agenda vacía todos los miércoles para poder trabajar ininterrumpidamente en sus proyectos.

El CEO de Square y presidente de Twitter, Jack Dorsey, se organiza asignando un tema distinto a cada día de la semana. Lunes: reunión de equipos directivos; martes: desarrollo de producto; miércoles: marketing y comunicación; jueves: desarrolladores y colaboradores; viernes: cultura y visión de empresa. Merlin Mann responde a las llamadas telefónicas los jueves de manera que cuando se reúne con alguien por primera vez, siempre puede programar una llamada ese día para ver cómo van las cosas.

En su *Do Lecture*, Michael Acton Smith, fundador de Mind Candy, aporta este genial consejo para combatir la falta de concentración en el trabajo: «lo más importante es conseguir que lo más importante siga siendo lo más importante».

El artista James Victore, diseñador de la portada de este libro, dice que «las mañanas son más sabias que las noches». ¡Estoy de acuerdo! Cuando hago coaching con altos ejecutivos, uno de los consejos que les doy es que dejen las mañanas libres para pensar y trabajar y que no las llenen con reuniones.

La «técnica Pomodoro»

Una de las técnicas más efectivas para conseguir acabar algo sin distracciones ni interrupciones es la «técnica Pomodoro». Concebida por Francesco Cirillo en 1980, mejora la concentración y reduce la ansiedad que genera el tiempo simplemente utilizando un reloj de cocina Pomodoro: un temporizador de agujas en forma de tomate. Por supuesto, ahora ya existe como aplicación (y yo la uso mucho).

Con la técnica Pomodoro, cada pico de trabajo se puede dividir en cinco sencillos pasos:

1. Elije una tarea que tengas que llevar a cabo.
2. Programa el Pomodoro a 25 minutos (el pomodoro es el temporizador).
3. Trabaja hasta que salte la alarma (el sonido de las agujas se vuelve bastante hipnótico, en el buen sentido).
4. Tómate un pequeño descanso (5 minutos es suficiente)
5. Cada tres o cuatro Pomodoros, tómate un descanso más largo

Puedes utilizar esta técnica para sacarle el mayor provecho a tu ritmo ultradiano de noventa minutos, que analizaremos en el próximo capítulo.

Deja que tu mente divague

Aun y todo, una mente que divaga puede dar lugar a nuevas formas de pensamiento. La creatividad prospera con el inesperado choque de pensamientos que surgen cuando menos lo esperas. Así que, si bien es bueno estar centrado para conseguir zanjar temas, evita que tu autocontrol te haga olvidar la importancia de soñar despierto. Se trata de un estado mental más natural, así que, probablemente, no necesitas ningún consejo sobre cómo hacerlo. Simplemente sé consciente de cuándo necesitas un espacio para ser creativo y cuándo es momento de centrarse.

Haz las cosas de una en una

«Puedes hacer de todo pero no todo», dice David Allen, el autor del superventas *Organízate con eficacia: El arte de la productividad sin estrés*. Así que no practiques la multitarea. Por otro lado, en realidad no es la multitarea sino un cambio rápido de una cosa a otra lo que puede llegar a reducir la productividad en un 40 % según los investigadores. Céntrate en las cosas de una en una. Acábala (o una parte predeterminada de la misma). Pero ¿cómo decidir cuál de las muchas tareas pendientes abordar?

Pregúntate:

— ¿Qué puedo hacer aquí donde estoy?
— ¿Qué puedo hacer con el tiempo que tengo?
— ¿Qué puedo hacer con la energía que tengo en este momento?

Y entonces, si eres capaz:

— ¿Qué me ayudará a hacer eso que realmente me importa? (O tal vez, si estás trabajando por cuenta ajena, aquello que realmente importa a tu jefe.)

Vamos a analizarlo un poco.

¿Dónde estás?

En primer lugar, echemos un vistazo al contexto en el que te encuentras, el lugar en el que estás: tu casa, tu oficina, tu coche, de compras, dando un paseo... ¿Sirve de algo preocuparte por aquello que no puedes hacer, con aquello que no tienes, en un lugar en el que no estás? Y aun así, ¿cuántas veces acabamos saboteando una situación de esta manera? Si no puedes concentrarte en lo que realmente quieres hacer ahí donde estás, ¡necesitas concentrarte en otra cosa!

¿Cuánto tiempo tienes?

Si solo tienes diez minutos, no comiences a trabajar en esa gran idea ahora, a no ser que puedas dividirla en pártes más pequeñas que se puedan hacer en diez minutos. Sé realista.

A veces, acabar cosas más pequeñas y menos importantes en pequeños tramos de tiempo puede ponerte de buen humor y prepararte para abordar tareas de más envergadura más tarde o a la mañana siguiente. Recuerda el «comer ranas» de la página 41.

¿Cuánta energía tienes?

El grado de concentración en una tarea que puedes alcanzar depende de la cantidad de energía —mental, física y emocional— necesaria para completarla. Si te sientes cansado, busca tareas menos exigentes, que al menos te ayudarán a tomar impulso y que irán más acordes a tus niveles de energía. Y si te das cuenta de que procrastinas esas responsabilidades que exigen mayor energía, comprueba tus niveles generales de energía (ver el capítulo 5).

¿Qué es lo que realmente te importa?

Cuando se te plantean varias alternativas, si tienes claro hacia dónde quieres ir y lo que realmente te gusta hacer, la decisión será fácil. Si esto te cuesta, te recomiendo que leas *Do Purpose* de David Hieatt.

> **«El propósito de la vida es vivirla, saborear las experiencias al máximo y buscar con ganas y sin miedo nuevas y más ricas vivencias.»**
>
> Eleanor Roosevelt

El poder real de una acción llevada a cabo de manera concentrada está en su alineación con algo más grande que uno mismo.

Ejercicios de respiración: contar las respiraciones

A la mayor parte de las personas les cuesta hacer meditación. O se lo toman demasiado en serio o se desaniman por la naturaleza dispersa de sus mentes. Este sencillo ejercicio de respiración te puede ayudar a entrar en estado meditativo más fácilmente. Al principio te resultará difícil concentrarte en los números sin que se te vaya la mente a otra cosa. En ese caso, simplemente intenta recordar dónde estabas y continúa. Estás enseñando a tu mente a concentrarse. Intenta acercarte cada vez más al final del ejercicio hasta dominarlo.

Busca un lugar relativamente tranquilo donde nadie te moleste durante quince minutos. Siéntate con la espalda recta y los ojos cerrados.

Este ejercicio tiene cuatro fases:

— **Fase 1**
Cuenta tanto tus espiraciones como tus inspiraciones interiormente y en silencio comenzando con cincuenta:
50 al espirar, 49 al inspirar, 48 al espirar, 47 al inspirar… Así hasta 20.

— **Fase 2**
Sigue contando en silencio solo las espiraciones y fíjate en las inspiraciones sin contar:
20 cuando espiras, observa cuando inspiras, 19 cuando espiras, observa cuando inspiras… Así hasta cero.

— **Fase 3**
Sigue tus espiraciones e inspiraciones durante unos minutos con atención plena.

— **Fase 4**
Siéntate y respira, sin hacer esfuerzo consciente alguno. Simplemente sé. Esto es la meditación.

Cosas a recordar

1. ¡Medita!
2. Te concentrarás más fácilmente de manera natural si estás haciendo algo que realmente te importa.
3. Haz las cosas de una en una.
4. Desconecta periódicamente para permitirte soñar despierto (aviso: probablemente esto es lo que te sucederá al hacer el número 1).

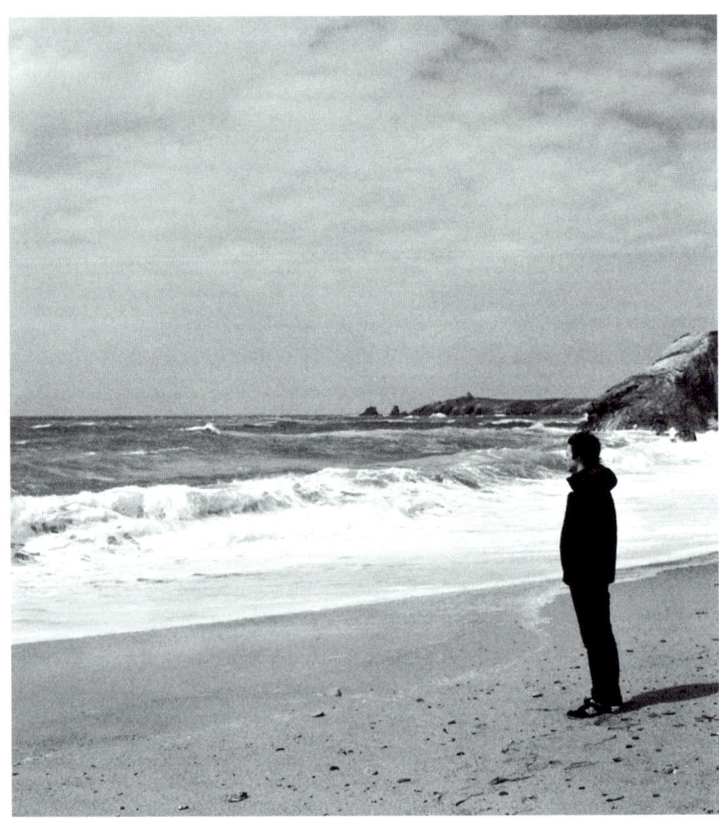

ACTÚA

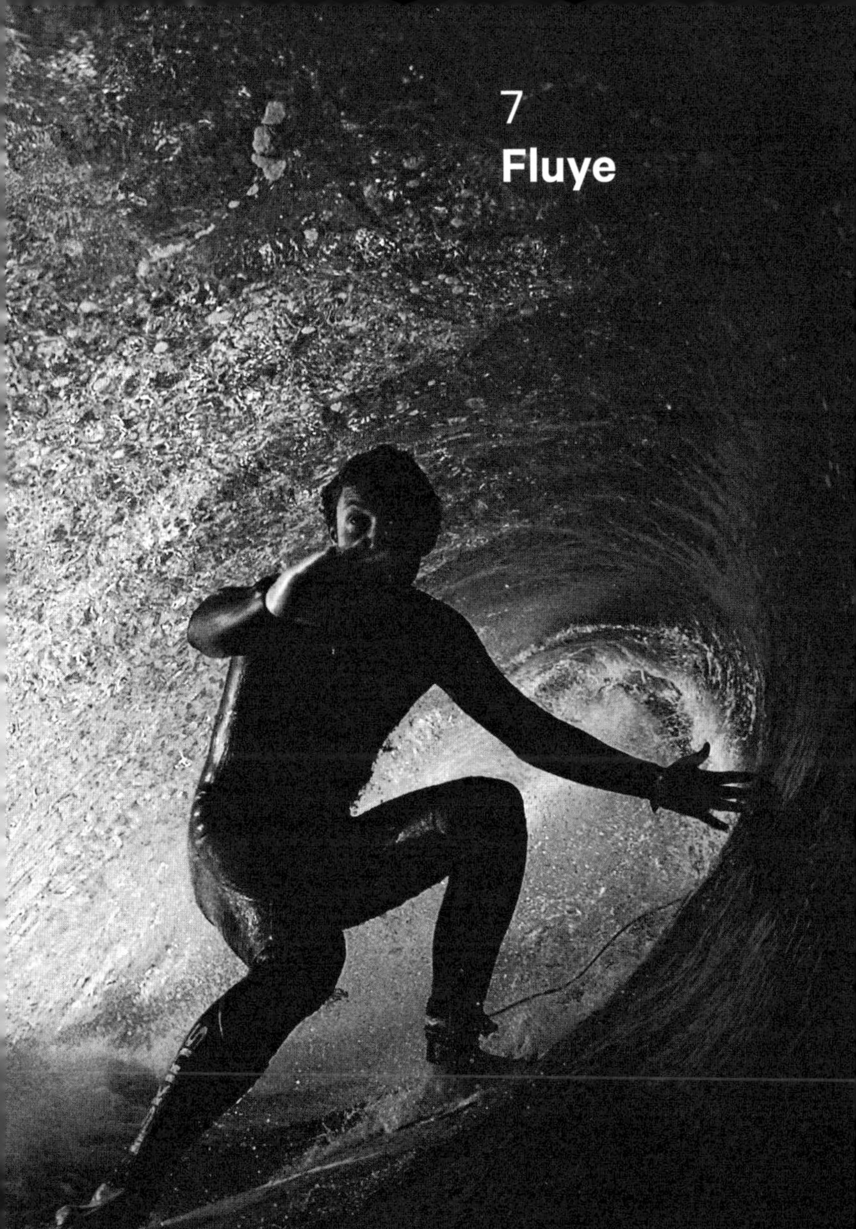
7
Fluye

«Un cuerpo vivo no es algo fijo, sino un evento
que fluye, como una llama o una piscina
de burbujas.»

—

Alan Watts

Cuando alguien dice «déjate llevar», puede sonar un poco derrotista. Simplemente tómalo como es, acéptalo, no te resistas a lo inevitable. Y, sin embargo, cuando en los setenta Mihály Csíkszentmihályi* escribió sobre el flujo, se refería a un estado óptimo de alto rendimiento y en ningún caso a conformarse con algo. Un estudio realizado por McKinsey a lo largo de diez años, por ejemplo, detectó que los altos ejecutivos son diez veces más productivos en estado de flujo.

Uno de los resultados del flujo es lo que Abraham Maslow llamó las «experiencias culminantes», «experiencias excepcionales, emocionantes, oceánicas, perturbadoras, exhilarantes que te elevan y generan una forma avanzada de percibir la realidad, y que son incluso místicas y mágicas en sus efectos».

Pero, además de relacionarse con el alto rendimiento, el flujo también se puede asociar a momentos de presencia. Una repentina y breve sensación de unión con uno mismo y lo que le rodea. Y luego están los conceptos orientales del flujo del universo y el trabajo de los fisiólogos sobre la naturale-

* Se pronuncia chicsentmijaig ['chick SENT me high' en el original] según Merlin Mann. Aparece mucho en este capítulo así que mejor que le cojas el truco ahora.

za fluida de nuestros cuerpos físicos. ¿Alguna vez has estado en estado de flujo? Puede que sí y no te hayas dado cuenta.

Por lo general, raramente estamos en estado de flujo. Encuestas realizadas al azar demuestran que las personas normalmente están aburridas o estresadas, fuera del canal de flujo. Nuestros lugares de trabajo no propician dicho estado. Interrupciones electrónicas o físicas constantes lo hacen aún más difícil. James Slavet, un inversor de capital riesgo, dijo en forbes.com: «Hay estudios que demuestran que cada vez que se interrumpe el estado de flujo, cuesta quince minutos volver a él, si es que se puede».

En este capítulo analizaremos tanto la psicología del flujo —y su ciclo—, como la fisiología, cuando nuestra respiración y nuestro ritmo cardíaco están en completa sincronía, lo que nos lleva a un estado de coherencia o alto rendimiento llamado el «estado de flujo».

La psicología del flujo

Comencemos describiendo cómo los psicólogos conciben el concepto de «flujo».

El canal de flujo

El flujo se da cuando percibes un desafío y te sientes bajo presión, pero cuentas justamente con las habilidades necesarias para lidiar con ello. Si el desafío es demasiado grande, te pones nervioso. Si es demasiado pequeño, te aburres. En la práctica, este viaje al flujo es un camino sinuoso entre estas dos situaciones.

Las condiciones para el flujo

Los diseñadores de páginas web y juegos en línea miden el éxito de su trabajo en función del tiempo que pueden mantener a la gente en estado de flujo. Esto puede dar lugar a lo que a veces se ha dado en llamar «el lado oscuro del flujo», donde la intención es puramente comercial y no siempre es por el bien de la persona que está siendo manipulada. A mí no me resulta agradable y espero que dirijas tu flujo hacia objetivos con más significado; el mundo te necesita.

Owen Schaffer, un alumno de Csíkszentmihályi, enumera las condiciones para este estado difícil de definir:

— Saber qué hacer.
— Saber cómo hacerlo.
— Saber cómo de bien lo estás haciendo.
— Saber a dónde ir (si requiere navegación).
— Desafío percibido como alto.
— Habilidades percibidas como altas.
— Sin distracciones.

Así es como enfoco yo tanto mis clases de yoga como mis sesiones de coaching. No solo busco evocar el estado de flujo en mis clientes, sino también en mí mismo. También es fundamental en el funcionamiento de mi aplicación BreatheSync™; hablaré sobre esto más tarde.

El proceso de flujo

Jamie Wheal, director ejecutivo del Proyecto del Genoma del Flujo (Flow Genome Project), detalla las cuatro partes del ciclo de flujo en su charla TEDx de 2013:

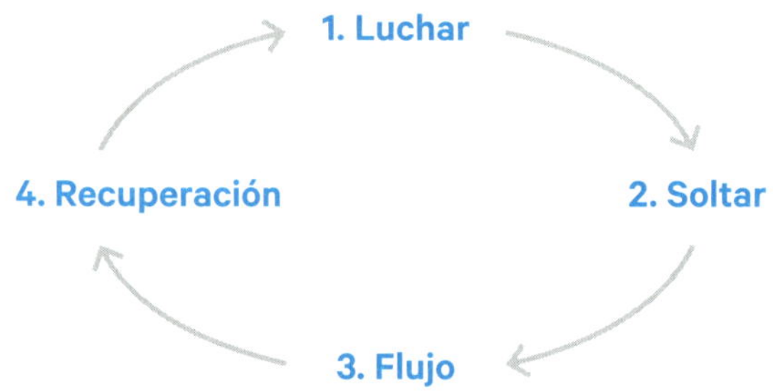

1. Luchar

Tu viaje al estado de flujo comienza con una lucha. Te sientes estresado e incapaz. Muchos lo dejan aquí. Por eso escribí el capítulo 3 sobre el coraje. Necesitas escarbar muy hondo. Existe el riesgo de fallar y te sientes mal. Si aguantas, estás en el camino hacia el estado de flujo. Es fundamental que tengas la mentalidad de crecimiento, para percibir los obstáculos como desafíos a superar.

2. Soltar

Aquí es donde te dejas llevar y confías en ti mismo. Que no es poco. Tienes las habilidades, solo necesitas relajarte y permitirte a ti mismo hacer lo mejor que sabes.

3. Flujo

¡Aaah! Estás en la zona.

4. Recuperación

Esto puede parecer un bajón. Tal y como he mencionado en capítulos anteriores, necesitas descansar, necesitas recargar. El flujo de alto rendimiento es transitorio. Si no te recuperas totalmente antes de volver a pasar por el mismo ciclo, no podrás con la lucha inicial.

¿Cómo es el estado de flujo?

Este estado se produce cuando suceden varios factores a la vez:

— Estás totalmente presente.
— Tu ser y hacer son uno.
— Tu crítico interior está dormido.
— Te sientes en control.
— Has perdido la noción del tiempo.
— Sientes que vales.

Si has realizado los ejercicios de los capítulos anteriores, puede que ya hayas experimentado el flujo. En caso contrario, ¡pronto llegará!

Csíkszentmihályi describe la experiencia del estado de flujo como «autotélica», y explica que «la clave de una experiencia óptima es que es un objetivo en sí misma. El término *autotélico* procede del griego *auto*, que significa «yo», y *telos*, que significa «objetivo». Se refiere a la actividad autosuficiente, la que no se lleva a cabo esperando un beneficio futuro sino simplemente porque hacerlo es en sí la recompensa». Es similar al concepto de «karma yoga« al que nos referíamos en la página 40.

Ejemplos de personas en estado de flujo

Estos ejemplos provienen del ya clásico libro *Fluir* de Csíkszentmihályi. Una bailarina describe lo que siente cuando una actuación va bien: «Tu concentración es total. Tu mente no divaga; estás totalmente involucrada en lo que estás haciendo... Tu energía fluye perfectamente. Te sientes relajada, a gusto y con energía.»

Un escalador explica las sensaciones que le provoca escalar una montaña: «Estás tan involucrado en lo que estás haciendo que no piensas en ti mismo como algo separado de la actividad inmediata... No te ves a ti mismo como algo separado de ello.»

Una madre que disfruta del tiempo que pasa con su hija pequeña: «Me lee en voz alta y yo le leo a ella y es un momento en el que, en cierto modo, pierdo contacto con el resto del mundo, estoy totalmente absorbida por lo que estoy haciendo.»

Un jugador de ajedrez explica cómo es participar en un campeonato: «...la concentración es como la respiración, nunca piensas en ello. El tejado podría venirse abajo y, a no ser que te cayera encima, ni te darías cuenta».

La filosofía del estado de flujo

La tradición oriental del Tao se originó en China a través del *Tao Te Ching*, libro seminal de Lao Tse. Es difícil traducir la palabra *Tao*, aunque en Occidente a menudo nos referimos a ella como «el Camino» o «el flujo del universo». En su *Do Lecture* de 2012, William Rosenzweig, coautor de *The Republic of Tea: How an Idea becomes a Business* [*La república del té: cómo una idea se convierte en un negocio*] y fundador de Physic Ventures, habla de «Wu Wei» y lo describe como el arte de no hacer. Cita a Lao Tse —«Practica el no hacer y todo cobrará sentido»—, y seguidamente explica las cuatro formas de no hacer como:

1. No actuar, de forma consciente. Ser paciente.
2. Quietud, encontrar un lugar de tranquilidad interior.
3. Sin esfuerzo, el estado de flujo que surge del no intentar.
4. Hacer sin apego al resultado.

Parece lo totalmente opuesto a la psicología del flujo explicada previamente en este capítulo. No obstante, solo está enfatizando la fase previa a la del flujo en el diagrama de su ciclo y la importancia de «soltar» o «dejar ir».

Para Rosenzweig, existen cinco formas de practicar el arte de «no hacer»:

1. *Desconecta*: apaga internet y desconéctate.
2. *Siéntate*: simplemente sé.
3. *Practica la jardinería*: alimenta la tierra.
4. *Escucha*: con atención plena.
5. *Da*: desde tu corazón.

El flujo nos lleva a lo que William llama la «magia, el misterio y el significado de la vida».

Para hacer, necesitas no hacer. Para dar, necesitas recibir. Para inspirar, necesitas espirar.

La psicología del flujo

El estudio de los ciclos del sueño (ritmos circadianos) ha permitido detectar ciclos similares (ritmos ultradianos) en nuestras jornadas laborales. Saber cuándo hacer y cuándo descansar puede marcar una gran diferencia, no solo en cómo nos sentimos sino también en cómo rendimos. Si no haces pausas cada noventa minutos, tu productividad decaerá. En su libro *Los 20 minutos de pausa*, Ernest Rossi se refiere a estos períodos de descanso como «la respuesta ultradiana sanadora».

La variabilidad de la frecuencia cardíaca

Una forma de medir tu energía a lo largo del día es monitorizar la variabilidad de tu frecuencia cardíaca (VFC). Esto es algo que se utiliza en la gestión del estrés ejecutivo y en la ciencia del corazón y del deporte, y es un buen indicador de los niveles de energía y vitalidad. Tu corazón tiene un ritmo, se acelera y ralentiza constantemente, incluso ahora. De hecho, un corazón sano tiene una gran variabilidad, señal de que las respuestas de estrés y relajación funcionan bien. Las dinámicas de nuestro corazón nos permiten lidiar de manera eficiente con todo aquello que nos depara la vida. Si la variación es baja, entonces uno está deprimido, cansado o enfermo.

La Agencia Espacial Rusa fue la primera en utilizar la VFC para monitorear el estrés de una persona: lo hizo con Yuri Gagarin, el primer hombre en el espacio en 1961. La VFC no solo nos dice si estamos o no estresados, sino que también influye en cómo trabaja el cerebro y en la esperanza de vida. Se usa también para monitorear si los bebés sufren algún tipo de estrés durante el parto.

Coherencia

Cuando el ritmo de tu respiración se sincroniza con el de tu corazón, estás en lo que se llama «estado de coherencia». Según el doctor Alan Watkins, «la coherencia es, en esencia, la forma biológica de apuntalar lo que la élite del rendimiento llama el "estado de flujo": un estado de máxima eficiencia y supereficacia, donde el cuerpo y la mente son uno».

Este estado surge tras períodos de respiración suave y rítmica, llamada respiración coherente. Los beneficios de la respiración coherente se pueden ver en la siguiente tabla:

	Respiración irregular y superficial	Respiración coherente
Cuerpo	Incómodo	Cómodo
Mente	Ansiosa	Tranquila
Músculos	Tensos	Relajados
Flujo sanguíneo	Disminuido	Aumentado
Aprendizaje	Difícil	Natural
Sueño	Dificultoso	Sosegado

BreatheSync™

Hasta hace poco, la tecnología para enseñar estas técnicas era cara y solo la conocían algunos especialistas. BreatheSync™, la aplicación de móvil que creé junto con mi antiguo compañero de colegio Simon Wegerif (que casualmente es uno de los mayores expertos de VFC en el mundo) está diseñada para hacerla accesible a cualquiera que lo necesite.

BreatheSync™ utiliza la cámara del móvil para medir el ritmo cardíaco de una persona y luego crea un ritmo de respiración personalizado para centrarla y relajarla, ajustándolo a su variabilidad de frecuencia cardíaca.

Al despertar, un examen de un minuto determina el coeficiente de bienestar Wellbeing Quotient™ (WQ™), que sirve como guía para interpretar el estado fisiológico en ese momento. Dos minutos de BreatheSync™ nos pueden ayudar a centrar cuerpo y mente y reducir los niveles de estrés, mientras que tres o más inducirán un estado de profunda relajación.

Hay gente que lo utiliza para prepararse mentalmente para reuniones, para relajarse al finalizar un día complicado, para bajar su tensión arterial y dormir mejor. Ya me dirás si a ti te funciona.

Yoga y flujo

Lo anterior es una opción para entrar en estado de flujo utilizando nuevas tecnologías, pero el yoga y la meditación también pueden llevar a nuestros cuerpos a este estado de coherencia. Como dice Csíkszentmihályi (¿ya lo dices bien?): «las similitudes entre el yoga y el flujo son enormes; de hecho, tiene sentido pensar en el yoga como una actividad de flujo concienzudamente planificada. Ambos intentan que nos involucremos con alegría y olvidándonos de nosotros mismos mediante la concentración, lo cual a su vez es posible gracias al autocontrol del cuerpo».

Ejercicio de respiración 1: respiración coherente.

Utiliza BreatheSync™ u otra aplicación similar disponible en tu país. En su defecto, respira durante al menos cinco minutos a ritmo suave y constante (contar cinco al inspirar y cinco al espirar debería resultar cómodo).

Ejercicio de respiración 2: respiración por fosas nasales alternas

Una técnica llamada respiración por fosas nasales alternas es especialmente efectiva para mejorar la VFC. Ayuda a crear un estado de flujo centrado y calmado, al equilibrar el sistema nervioso autónomo. Respirar a través de la fosa nasal derecha está conectado con la respuesta simpática (lucha o huye, la respuesta de estrés), mientras que hacerlo con la fosa nasal izquierda se conecta con el sistema parasimpático (descansar y digerir, la respuesta de relajación). La mayoría de nosotros tenemos ramas simpáticas de nuestro sistema nervioso hiperactivas, así que esta es una buena forma de restaurar el equilibrio.

Siéntate con tu espalda recta. Tapa la fosa nasal derecha con tu pulgar derecho y espira a través de la izquierda. Inspira a través de la izquierda, tápala con tu dedo anular derecho y espira a través del derecho. Inspira a través de la fosa nasal derecha, tápala con tu pulgar y espira a través de la izquierda.

Y repite.

Intenta hacerlo durante tres minutos, contando hasta tres con cada respiración. Ve aumentando hasta cinco. Para la mayoría de las personas seis ciclos de respiración por minuto es un ritmo óptimo para que este ejercicio tenga un efecto sobre la propia fisiología.

Cosas a recordar:

1. Plantéate retos.
2. Prepárate para una lucha inicial.
3. Lleva a cabo la parte más importante de tu trabajo cuando estés en estado de flujo.
4. No olvides la importancia de tomar descansos con frecuencia.
5. Induce el estado de flujo mediante la respiración.

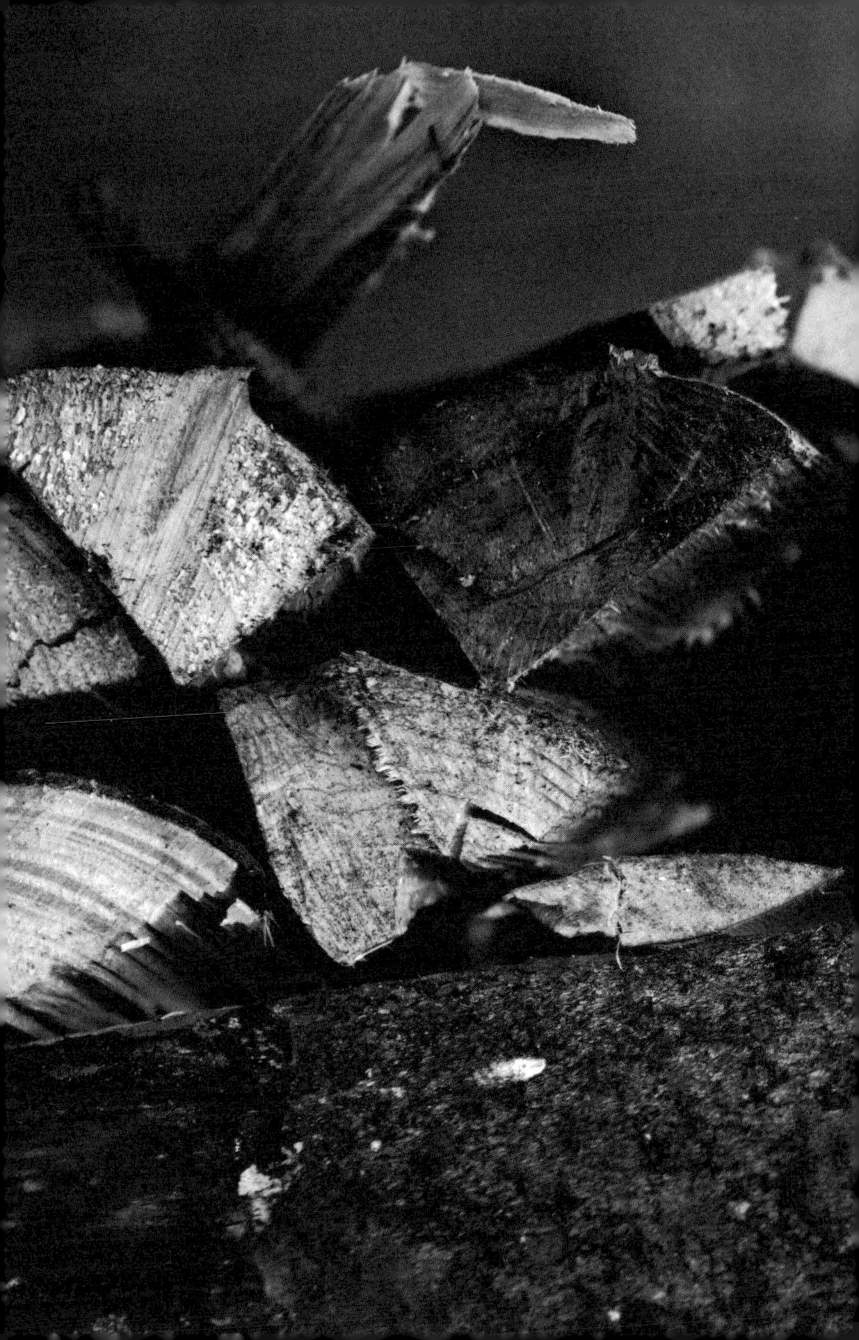

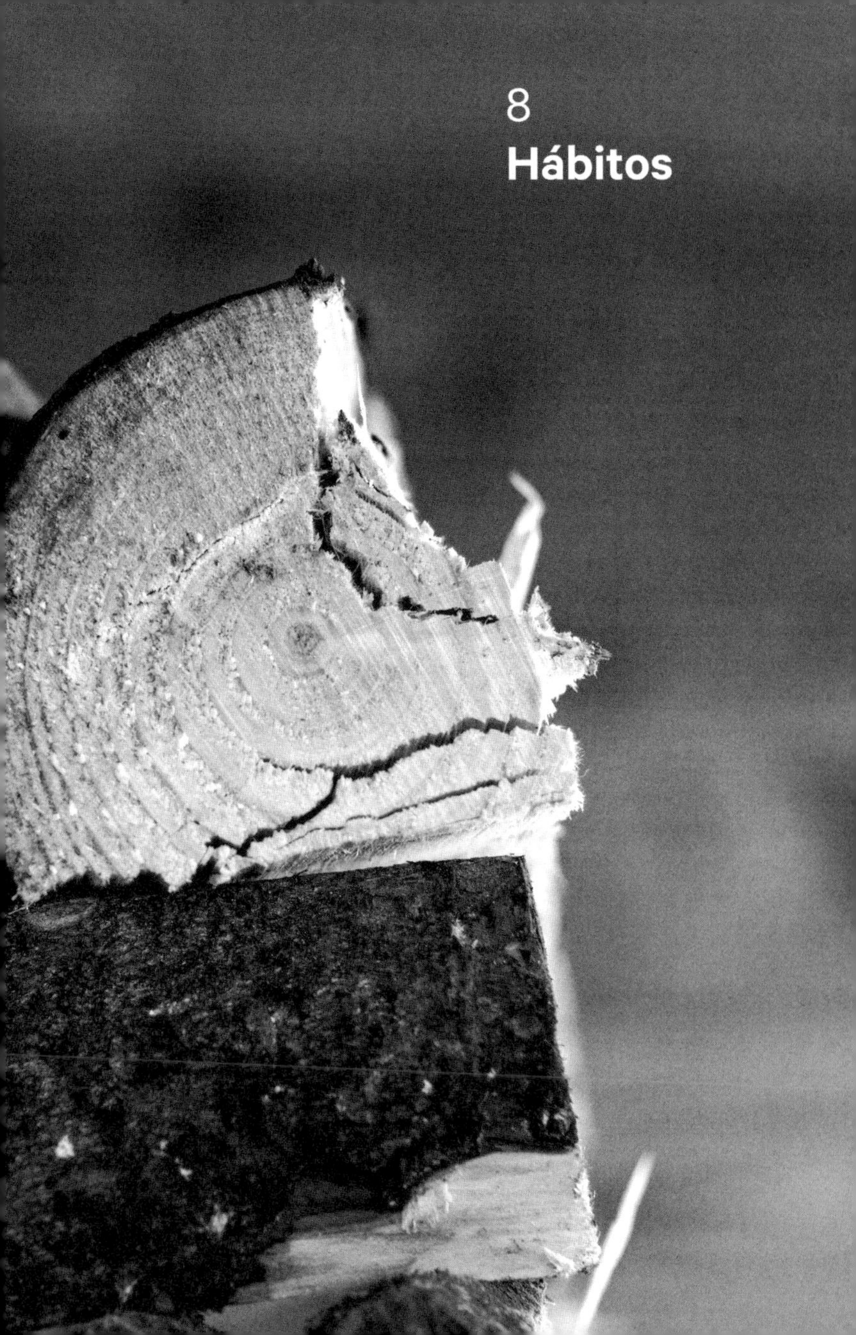
8
Hábitos

> «Eres lo que es tu profundo deseo.
> Como tu deseo, así es tu voluntad.
> Como tu voluntad, así son tus acciones.
> Como tus acciones, así es tu destino.»
>
> Brihadaranyaka Upanishad*

Todos somos criaturas de hábitos. En 2006, un investigador de la Universidad Duke descubrió que más del 40 % de nuestras acciones cotidianas no son decisiones reales, sino respuestas que surgen del hábito. Saber esto puede hacer que te sientas impotente, a menos que creas en tu capacidad para cambiar esos hábitos. Saber qué hábitos te sirven y cuáles no es el primer paso para decidir dónde empezar.

Como alcohólico en rehabilitación, supongo que debería poder entender esto mejor que nadie. Y aunque he conseguido cambiar este importante hábito durante casi más de veinte años (¡espero que siga siendo así cuando este libro vaya a imprenta!), me sigue resultando difícil crear nuevos hábitos sencillos. ¿No nos pasa a todos?

No hubieras llegado a este punto del libro si de verdad no quisieras cambiar o mejorar algo en tu vida. Quizá es cómo gestionas el estrés, cómo organizas tus cosas, tal vez buscas cómo sentirte más motivado o cómo respirar un poco mejor. ¡Quizá es todo eso a la vez! Uno de mis objetivos clave es que todos cultivemos mejores hábitos de respiración como base para adquirir muchos otros. Así que, ¿cómo rompemos con los malos hábitos y creamos otros buenos y duraderos en su lugar?

Reserva tu capacidad mental

Tu capacidad mental limita tu capacidad para tomar decisiones, centrarte y comprender. Una de las formas más fáciles para gestionar tu limitada capacidad mental es convertir acciones cotidianas en hábitos. Lo que comes para desayunar, la ropa que te pones y cómo vas al trabajo. Si tienes que tomar decisiones sobre estas cosas cada día, puedes acabar malgastando esa energía mental. Si lo conviertes en hábitos, puedes reservar esa energía mental para cosas más importantes.

Cada mañana, Steve Jobs cogía un jersey negro de cuello cisne de una pila de jerséis negros de cuello cisne. Al ser un hábito, no requería ningún esfuerzo mental. Al parecer, Barack Obama tiene un ritual matutino similar, pero con otro estilo.

¿Qué cosas cotidianas puedes transformar en una sencilla rutina para ahorrar energía y capacidad mental? Los viejos hábitos generan inercia, un muro en ocasiones infranqueable que te puede parar en seco. Los nuevos hábitos dan impulso, energía para cambiar una cosa detrás de otra. Pero tanto si estás intentando cambiar malos hábitos como crear alguno nuevo y mejor, primero tienes que entender qué está sucediendo realmente. Necesitarás atención plena, concentración y energía para hacerlo. Y, como mínimo, entender, a nivel básico, cómo funcionan. Por suerte, la mecánica de los hábitos ha sido desentrañada para nosotros.

El bucle del hábito

Existen básicamente tres pasos en lo que Charles Duhigg, el autor de *El poder de los hábitos*, llama «el bucle del hábito».

1. **Señal:** un detonante que le dice a tu cerebro que tiene que ponerse en modo hábito y qué hábito elegir.
2. **Rutina:** una rutina mental, física o emocional.
3. **Recompensa:** la satisfacción que obtienes como resultado.

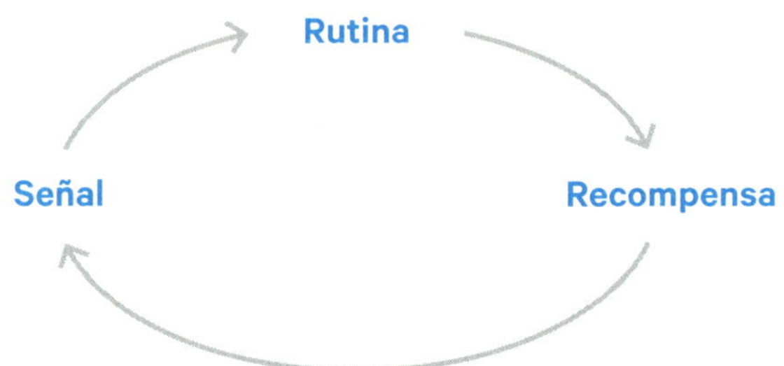

No siempre puedes cambiar los desencadenantes o las recompensas, pero puedes cambiar las rutinas entre ellos.

Duhigg se pone a sí mismo como ejemplo y explica que cada día a las 3:00 p. m. va a buscar una galleta a la cafetería y engorda a causa de ello. Tras experimentar un poco, se dio cuenta de que la recompensa no era la galleta en sí; era la necesidad de interacción social, desencadenada por haber pasado demasiado rato trabajando solo. Así que cambió su rutina y empezó a conversar con los colegas en cuanto aparecía la señal (soledad o aburrimiento) y acabó perdiendo peso.

¿Se te ocurre alguna rutina negativa que hayas convertido en hábito? ¿Te imaginas sustituirla con otra positiva?

Una vez que una rutina se ha llevado a cabo varias veces, el cerebro decide ahorrar energía ejecutándola en modo automático (lo cual constituye el hábito). Por eso podemos conducir nuestros coches de un sitio a otro mientras pensamos en millones de otras cosas, y cuando llegamos a destino no deja de sorprendernos que una parte subconsciente de nosotros haya estado conduciendo el coche.

¿Cómo cambiamos hábitos negativos?

¡Identifica el impulso! Existen experimentos que demuestran que casi todas las señales de hábito se pueden incluir en una de estas cinco categorías: lugar, tiempo, estado emocional, otras personas o acciones inmediatamente precedentes.

Así que, si estás intentando averiguar cuál es la señal para el hábito de «ir a la cafetería y comprar una galleta de chocolate» o cualquier otro que estés analizando, apunta cinco cosas en cuanto surja la necesidad:

— ¿Dónde estás?
— ¿Qué hora es?
— ¿Cuál es tu estado emocional?
— ¿Quién más está contigo?
— ¿Qué acción ha precedido a la necesidad?

Estos desencadenantes pueden ser internos o externos. Los externos incluyen notificaciones de correo electrónico y teléfono, y los internos, la necesidad de interacción social o de evitar sentimientos molestos. Llegar al fondo de lo que realmente desencadena un hábito no siempre es fácil. Necesitarás plantearte estas preguntas varias veces antes de obtener la respuesta correcta.

¿Puedes identificar el desencadenante de tus malos hábitos?

La causa en la raíz

En su libro *Enganchado* [*Hooked*], Nir Eyal propone utilizar el conocido método de «los 5 porqués» de la consultoría de gestión para llegar a la raíz. Taiichi Ohno, de Toyota, uno de los pioneros de este método, explica el concepto como «preguntarse a uno mismo cinco veces "por qué", hasta que la naturaleza del problema, así como su solución, queden claras».

Por ejemplo, ¿entiendes realmente lo que te enfada en el trabajo?

— *¿Por qué estás enfadado?* Porque el proyecto no ha salido bien.
— *¿Por qué no ha salido bien el proyecto?* Porque no estaba bien planificado.
— *¿Por qué no estaba bien planificado?* Porque estoy desbordado y estresado.
— *¿Por qué estoy estresado?* Porque reacciono exageradamente.
— *¿Por qué reaccionas exageradamente?* Porque no controlo bien mi respiración.

Así que, más que descargar tu ira en el proyecto fallido o en la mala planificación, ¿qué tal si piensas en cómo afecta tu respiración a tu forma de reaccionar?

Hoy en día, la causa de muchos problemas laborales reside en la falta de técnicas eficaces para la gestión del estrés. Y respirar bien es la base de la gestión del estrés.

Ser más conscientes de lo que realmente sucede hace que podamos introducir rutinas positivas que reducirán los viejos hábitos de manera más eficaz.

De la reacción a la respuesta

La atención plena genera espacio, una burbuja de calma, entre el desencadenante y el hábito, de manera que tengamos al menos una oportunidad de cambiar.

Ser más consciente de lo que sucede hace que puedas responder de manera más eficaz y crear nuevos hábitos.

«Entre el estímulo y la respuesta hay un espacio. En ese espacio está tu poder para cambiar tu respuesta.»

Victor Frankl

<table>
<tr><td>Sin
Mindfulness</td><td>**Señal**</td><td>**Reacción**</td><td></td><td>Viejo hábito</td></tr>
</table>

- -

<table>
<tr><td>Con
Mindfulness</td><td>**Señal**</td><td>**Mindfulness** ></td><td>**Respuesta**</td><td>Nuevo hábito</td></tr>
</table>

Cómo consolidar nuevos hábitos

Podemos utilizar el mismo planteamiento para crear un nuevo hábito.

1. **Sírvete de hábitos existentes como desencadenantes.** Siempre pones tus llaves y la cartera en el mismo lugar. Siempre enciendes la radio cuando subes al coche. Siempre te lavas los dientes antes de ir a la cama. Utiliza estos hábitos ya existentes como desencadenantes y vincúlalos con otros nuevos.

2. **Póntelo fácil.** Si quieres meditar cada mañana, prepara tu lugar de meditación la noche anterior. Cojín, vela, cerillas, una manta, la ropa que llevarás... Si quieres llevarte una botella de agua al trabajo cada mañana, déjala junto a la puerta de casa antes de ir a dormir.

3. **Comprométete.** Escribe el objetivo de tu nuevo hábito. Comprométete de verdad. Piensa por qué quieres hacerlo. Reflexiona sobre la recompensa que esperas obtener. ¡Conoces tus razones!

4. **Cuéntaselo a un amigo.** Las posibilidades de éxito aumentan si haces pública tu intención.

5. **Crea nuevos desencadenantes.** Deja notas de recordatorio en los lugares adecuados. Puede que sea el momento de volver a activar algunas notificaciones en tu teléfono, al menos durante un corto período de tiempo, mientras dejas el hábito. Yo utilizo una aplicación de refuerzo de hábitos y objetivos (coach.me).

Un hábito básico

Determinados hábitos pueden considerarse como fundacionales. Crean una serie de hábitos en cadena. Respirar bien es el hábito fundacional más importante que puedes tener. Por ejemplo: estás bajo estrés y decides retomar el control a través de una buena respiración. Esto hace que te sientas mejor, así que vacías tu buzón de correo electrónico. Lo anterior, a su vez, te genera una sensación de control que te lleva a elaborar una lista de cosas importantes. Tu estado de confianza en ti mismo te permite abordar esa difícil conversación que tenías pendiente. La sensación de logro te lleva a tomarte un descanso y premiarte con un paseo por el parque.

Así que, de la misma forma en que respirar mal es la raíz de muchos otros problemas, respirar bien puede ser el comienzo de una cadena positiva de acontecimientos.

Intenta implementar estas técnicas de respiración para que se conviertan en nuevos hábitos:

Desencadenante	Antigua rutina	Nueva rutina	Recompensa
Ansiedad	Respiración pectoral superficial	Respiración abdominal	Tranquilidad
Preocupación	Suspirar	Respiración por las fosas nasales	Sensación de control
Acontecimiento inesperado	Aguantar la respiración	Espirar para desestresarse	Relajación
Insomnio	Sacar el portátil	Respiración lenta y profunda	Dormir
Demasiadas cosas para hacer	Pánico	10 respiraciones con atención plena	Volver a centrarse
Pensar demasiado	Dar vueltas a las cosas	Contar las respiraciones	Claridad
Falta de energía	¡Pastel!	Kapalabhati	Subidón de energía
Agotado	Café	Respiración completa y profunda	Ímpetu
Perder la concentración	Cambiar de tarea todo el rato	Respiración por fosas nasales alternas	Centrado
Nervios antes de una reunión	Preocupación	BreatheSync™ u otra *app*	Concentración

¡Acostúmbrate a respirar bien!

— Antes de cada llamada telefónica, respira con atención plena.
— Antes de lavarte los dientes, respira con atención plena.
— Antes de comer, respira con atención plena.
— Antes de conducir, respira con atención plena.
— Antes de escribir, respira con atención plena.

Continúa tú mismo con la lista...

Ejercicio: haz una lista de nuevos hábitos que quieras crear

Invierte algo de tiempo en reflexionar sobre los capítulos anteriores. ¿Hay algo que destaque sobre lo demás? ¿Hay algún tema en particular que te resulte complicado?

Junto al título de cada capítulo, escribe un nuevo y sencillo hábito que te gustaría adquirir. Luego numéralos y comienza con el primero. Una vez que el primer hábito esté interiorizado (hay quien dice que son 21 días, otros, más), comienza con el otro. Recuerda, cuantos más buenos hábitos adquieras, más energía mental tendrás para el siguiente.

Cosas a recordar

1. Fíjate en tus desencadenantes.
2. Cambia las rutinas en torno a los hábitos negativos.
3. Cultiva nuevos hábitos positivos.
4. Ve pasito a pasito.

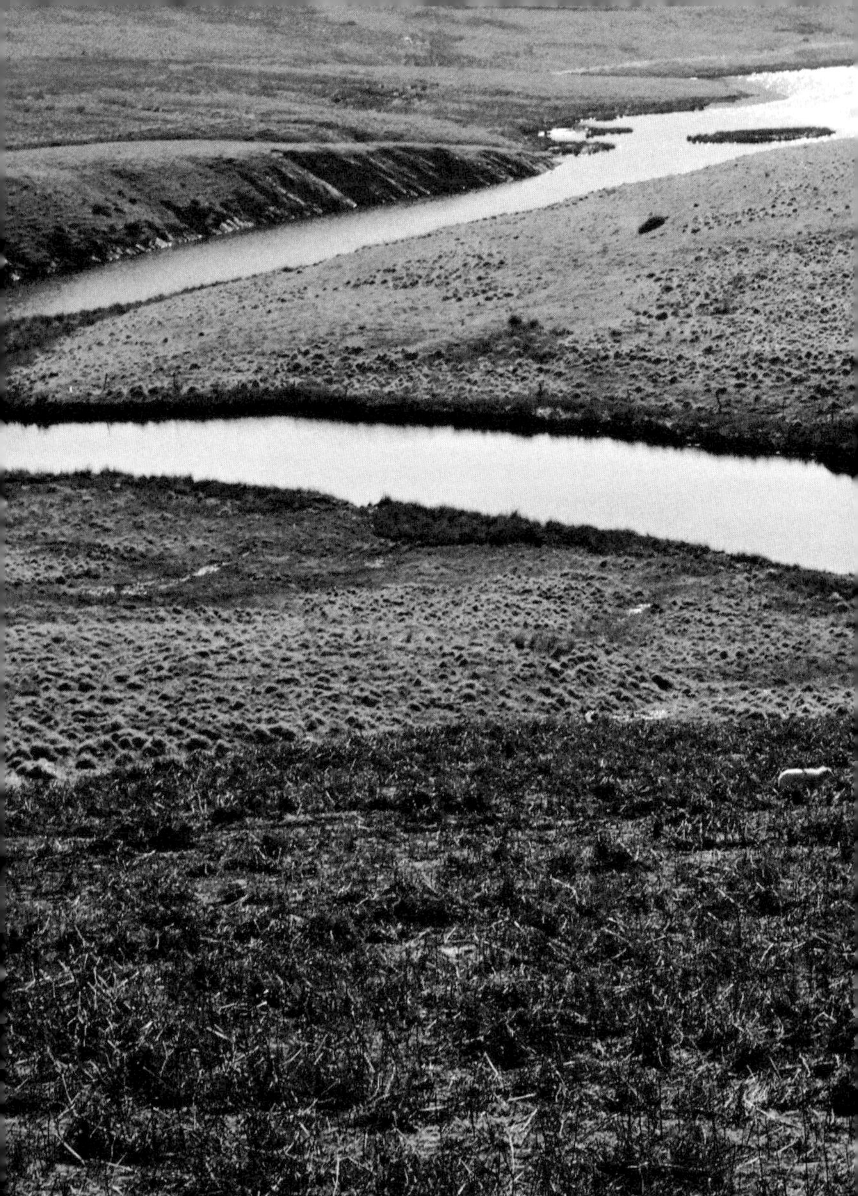

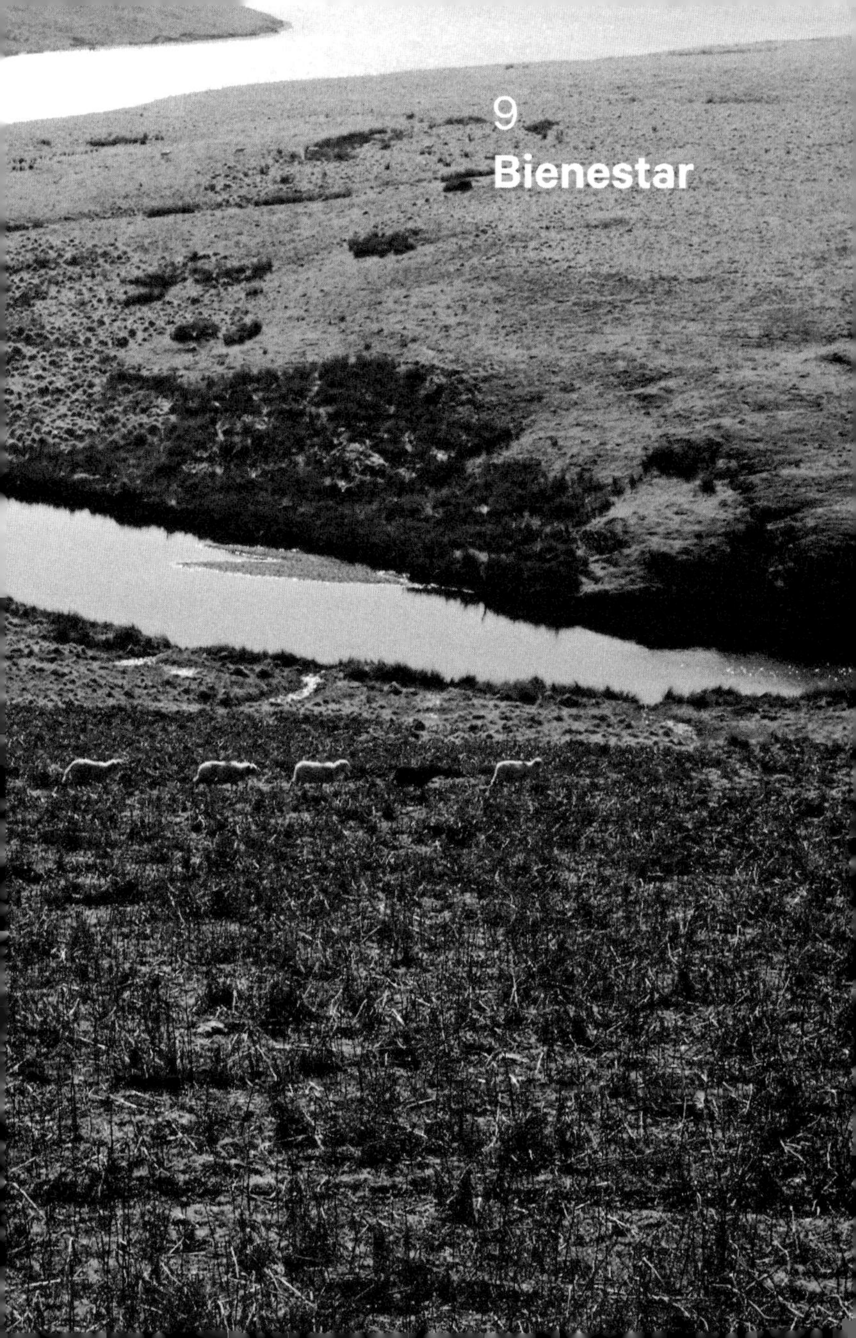
9
Bienestar

Cuando dejé el mundo de la publicidad para convertirme en profesor de yoga, creía en la frase «Somos seres humanos y no seres que hacen». En mi nueva vida estaba rodeado de gente que creía en el poder del ahora y en la importancia del bienestar, y «hacer» no estaba bien visto. La primera vez que noté ese runrún de deseo de hacer y crear más, me sentí confundido. ¿Cómo podía hacer más sin poner en peligro mi bienestar?

Durante los últimos años, al analizar este conflicto interior, he acabado dándome cuenta de que es una batalla que se libra también en el mundo exterior. Podría parecer que hay dos tribus: los que *son* y creen que la vida es quién eres y cómo te sientes, y los que *hacen* y creen que la vida es lo que haces y a dónde llegas.

Ahora me doy cuenta de que son dos caras de la misma moneda. Hay ser en hacer y hay hacer en ser. En 2011 bauticé a este enfoque integrado de la vida «bienhacer» [*welldoing*]. ¡Está en el centro de mi vida personal, laboral y de este libro!

Somos seres humanos y somos hacedores humanos.

El bienhacer no consiste en un equilibrio, pues así estaríamos dando por sentado que existe un estado ideal de equilibrio cuando en realidad la vida son millones de momentos en constante fluctuación. El bienhacer trata de un equilibrio dinámico, la capacidad de surfear las olas de la vida con habilidad y alegría. También en la medicina se ha dado un sutil pero importante cambio en la manera de entender las cosas. El concepto de «homeostasis», cuando el cuerpo busca de manera natural un estado de equilibrio, se ha sustituido por «alostasis», que significa estado de equilibrio dinámico. En su ya clásico libro *Por qué las cebras no tienen úlcera*, Robert Sapolsky lo explica como «constancia a través del cambio».

Por la noche, al permitir que la mente y el cuerpo sigan un ritmo natural de luz y sueño profundo, nos recarga el equilibrio dinámico.

Durante el día, alternar períodos de esfuerzo con otros de descanso nos permite mantener niveles de energía altos a través del equilibrio dinámico.

Con cada respiración que tomamos, al crear un ritmo suave, constante y frecuente con nuestras inspiraciones y espiraciones, nos sentimos centrados por el equilibrio dinámico.

En retrospectiva, me doy cuenta de que en mi vida se me pasaron por alto varias claves para entender esto, pero las he descubierto al investigar para este libro. En 1999, durante el período de depresión que siguió a la muerte de mi hermano, antes del cambio de milenio, me prestaron el libro *Vida óptima*, de John-Roger y Peter McWilliams. Uno de los capítulos trata de estar y hacer y de la importancia de ambos. En aquel momento no estaba preparado para captar el sentido, a pesar de los «chistes robados de tazas de café» incluidos en el libro para hacer llegar el mensaje, tal como reconocieron sus autores:

> Hay quien dice «hacer es ser».
> Otros dicen «ser es hacer».
> Yo tiendo a estar de acuerdo con Francis Albert Sinatra:
> «Do, be, do, be, do» [Haz, sé, haz, sé, haz].

Más adelante, la primera vez que cogí *Organízate con eficacia*, de David Allen, una gran influencia para lograr volverme más eficiente, me fijé en que estaba dedicado a su instructor espiritual J. R., John Roger, coautor de *Vida óptima*…

De esta manera, los mundos del ser y el hacer se fundieron en uno, y ahí es donde reside la magia y donde nació este libro.

La máquina tecnológicamente más avanzada que conocemos es nuestro propio «cuerpo-mente». En el aprovechamiento de los mecanismos naturales del cuerpo humano, tenemos una capacidad incorporada para gestionar el estrés. El mero hecho de respirar bien y en sincronía con el flujo natural de nuestro cuerpo sienta las bases para alcanzar nuestro máximo potencial. Si te organizas mejor y encuentras el coraje para salir de tu zona de confort, pasas, como diría James Victore, de «*worrier to warrior*» [de preocupado a luchador]. Viviendo una vida con una atención más plena podemos apreciar las pequeñas cosas y saborear más el momento.

> Cada respiración es una ola. Cada latido es una ola. Cada pensamiento es una ola. Cada uno de nosotros es una ola.

Todas esas olas que suben y bajan están contenidas en el vasto océano de nuestras vidas. Pero, al mismo tiempo, la atención plena así como la meditación nos adentran en las profundidades de ese océano.

Nuestro hacer y nuestro ser como uno.

El bienhacer es la síntesis de estas experiencias opuestas de la vida en un gran todo dinámico. Aceptar todo lo que vivimos y todo lo que damos con valentía, habilidad y amor.

Para encontrar la calma interior y centrarnos en el exterior, todos necesitamos adoptar una serie de estrategias y técnicas que combinan cómo somos con lo que hacemos.

Reducir los niveles de estrés, mejorar los niveles de energía, centrar la mente y atención en lo que realmente importa; todo esto puede transformar tu vida. Espero que, al jugar con estas ideas e integrarlas en tu vida diaria, tú también puedas encontrar algo de magia y la pasión para hacer que suceda.

> «Esforzarse por algo que no nos importa se llama estrés. Esforzarse por algo que amamos se llama pasión.»
>
> Simon Sinek

Una vez hice un ejercicio en un templo budista tibetano, no en un remoto pueblo del Himalaya, sino en uno adosado a Seven Sisters llamado Jamyang. (Creo que se han mudado.) Por fuera, el aspecto de la casa era totalmente normal. Por dentro era un tradicional templo tibetano multicolor. Inspirábamos todos los problemas del mundo y espirábamos amorosa bondad. Quizá partiendo de esta idea, te podrías unir a mí en este último ejercicio que resume la esencia de todos los capítulos de *Respira*.

— Inspirando... repite en silencio: «soy consciente».

— Espirando... repite en silencio: «acepto».

— Inspirando... repite en silencio: «estoy tranquilo».

— Espirando... repite en silencio: «dejo ir».

— Inspirando... repite en silencio: «estoy centrado».

— Espirando... repite en silencio: «me siento relajado».

— Inspirando... repite en silencio: «me siento con energía».

— Espirando... repite en silencio: «estoy quieto».

Siente la calma en tu interior conforme fluye la respiración. La palabra *inspiración* viene del latín *spiro*, respirar. Espero que este libro te haya inspirado a respirarte mejor.

Respira bien. Siéntete bien. Que te vaya bien.

Una última cosa: por favor, enseña a otra persona que conozcas a respirar bien. Puede que también cambie su vida.

«Disfruta lo que es antes de que deje de serlo.»

Faustomaria Dorelli

Exhala...

Recursos

En *DoBreathe.com* podrás ver vídeos y escuchar audios de algunos de los ejercicios del libro, así como acceder a los enlaces para todas las fuentes de más abajo.

Libros

Estrés:

Por qué las cebras no tienen úlcera, de Robert Sapolsky

Energía:

En forma [*On form*], de Jim Loehr y Tony Schwartz

Los 20 minutos de pausa, de Ernest Lawrence Rossi

La respuesta de relajación, de Herbert Benson

Positivismo [*Positivism*], de Barbara L. Fredrickson

Flujo:

Coherencia, del Dr. Alan Watkins

Fluir, de Mihály Csíkszentmihályi

Tao Te Ching, de Lao Tse

Hábitos:

El poder de los hábitos, de Charles Duhigg

Enganchado, de Nir Eyal

Organízate:

Organízate con eficacia, de David Allen

Atención plena:

Vivir con plenitud las crisis, de Jon Kabat-Zinn

Mente zen, mente de principiante, de Shunryu Suzuki

El poder del ahora, de Eckhart Tolle

Yoga:

El nuevo libro del yoga [*The New Book of Yoga*], de Sivananda Yoga Centre

Vida:

Vida óptima, de John-Roger y Peter McWilliams

Meditaciones, de Marco Aurelio

Aplicaciones para hacer

Tareas: Things, Todoist, Clear
Email: Spark, Outlook
Contactos: Full Contact
Agenda: Fantastical,
Calendars 5
Notas: Bear, Drafts, Evernote
Documentos: Dropbox, Drive
Colaboraciones: Slack, Twist,
Trello, Miro
Hábitos: Coach.me
Concentración: Pomodoro
Tiempo: Rescue Time
Caminar: Apple Health

Aplicaciones para estar

Relajación y concentración:
BreatheSync™
Dormir: Sleep Cycle
Siesta: Power Nap
Atención plena: BreatheSync™,
Buddhify, Calm, Headspace

Podcasts

Trabajo: Back to Work
Mente: The Web Psychologist
Cuerpo: Yogamazing

Si quieres compartir tus experiencias en Twitter e Instagram, por favor usa *#dobreathe* o *#respira*

Inspiración en línea

Ian Sanders
iansanders.com
James Victore
jamesvictore.com
Leo Babauta
zenhabits.net
Maria Popova
brainpickings.org
Merlin Mann
43folders.com
Seth Godin
sethgodin.com
Do Lectures
thedolectures.com

Audio y vídeo

Si quieres descargarte vídeos o audios del siguiente contenido, por favor visita *DoBreathe.com*

Audio:
Belly Breathing
Alternate Nostril Breathing
Full Yogic Breath
Kapalabhati

Video:
Sun Salutations
Breathe Yourself Better
BreatheSync™ demo

Sobre el autor

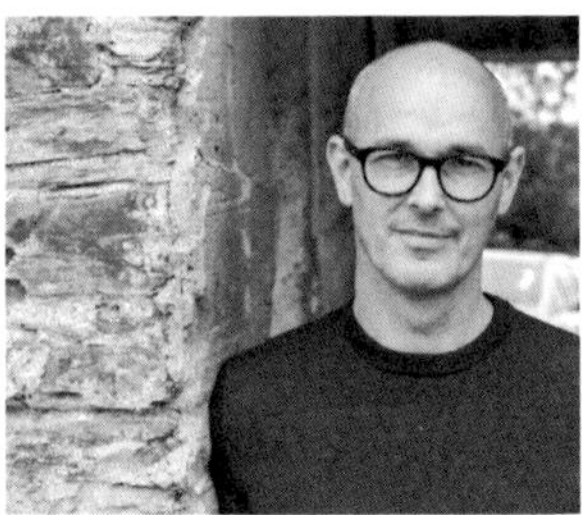

Michael Townsend Williams es un hacedor al que le gusta ser. Michael pasó de una vida de «hacer» en el mundo de la publicidad a una vida de «ser» como profesor de yoga y *mindfulness*, y en la actualidad trabaja en la integración de ambos. Su empresa, Stillworks, imparte coaching sobre productividad consciente y atención plena a particulares, equipos y organizaciones. También es cocreador de la aplicación de iPhone BreatheSync™, que sincroniza respiración y frecuencia cardíaca para reducir el estrés y mejorar la concentración. Cree que el mundo necesita calmarse y que todos haríamos muchas más cosas si así fuera.

@mtownsendw | dobreathe.com | breathesync.com

Agradecimientos

Moira, mi esposa escritora/productora, por su apoyo e inspiración; Dylan y Chloe, mis hijos, por ser quienes son; Betty y Ray Williams, mi madre y mi padre, por haberme hecho quien soy; Jane Bates, mi hermana, por su apoyo y por ofrecerme un campamento base en Londres; Faustomaria Dorelli, mi profesor de yoga; Paul Thorpe-Tracey, mi amigo y mentor; Miranda West, mi editora; Clare and David Hieatt, mi inspiración para «hacer» además de «ser»; Ian Sanders, mi profesor de escritura; Simon Wegerif, cocreador de BreatheSync™; Stephanie Weissman, fundadora de Inside Out (theinsideout.org.uk); Swami Kailasananda, del Centro International Sivananda Yoga Vedanta; Charlotta Martinus, fundadora de Teen Yoga y Universal Yoga; Chantal de Gaudio, artista y coach; Tim Drake, mentor; Ed Haddon, coach y emprendedor; Barry Walsh, coach; Mark Lawrence, mi primer coach; Anne Scoular y Daniel Burke, mis compañeros de tren y guías: James Victore, por el diseño de la portada, la tipografía y su generosidad en general; Wilf Whitty, por hacer que el libro tenga un aspecto maravilloso; Jonathan Cherry y Mickey Smith, por sus increíbles fotos. A todos mis clientes de yoga y coaching, amigos y seguidores y a todos los que sincronizan su respiración alrededor del mundo con Breathe Syncers.

Índice analítico